Adil Mageet

Síndrome de apneia obstrutiva do sono e hipopneia

Adil Mageet

Síndrome de apneia obstrutiva do sono e hipopneia

ScienciaScripts

Cover image: www.ingimage.com

This book is a translation from the original published under ISBN 978-620-2-31115-1.

Publisher:
Sciencia Scripts
is a trademark of
Dodo Books Indian Ocean Ltd. and OmniScriptum S.R.L publishing group

120 High Road, East Finchley, London, N2 9ED, United Kingdom
Str. Armeneasca 28/1, office 1, Chisinau MD-2012, Republic of Moldova, Europe
Managing Directors: Ieva Konstantinova, Victoria Ursu
info@omniscriptum.com

Printed at: see last page
ISBN: 978-620-8-36261-4

Dedicação

Gostaria de dedicar este trabalho aos meus pais, que me ensinaram que o conhecimento é o bem mais precioso que se pode adquirir.

Prefácio

A apneia do sono é uma doença comum em que ocorre uma ou mais pausas na respiração durante o sono. As pausas respiratórias podem durar de alguns segundos a minutos e podem ocorrer muitas vezes durante o sono. A apneia do sono é geralmente uma doença crónica que perturba o sono. Como resultado, a qualidade do sono é má, o que deixa os doentes cansados e com sonolência diurna excessiva.

A apneia do sono não é frequentemente diagnosticada. Normalmente, os médicos não conseguem detetar a doença durante as visitas de rotina ao consultório. A maior parte das pessoas que sofrem de apneia do sono não sabem que a têm porque esta só ocorre durante o sono. Um familiar ou parceiro de cama pode ser o primeiro a aperceber-se dos sinais de apneia do sono.

O tipo mais comum de apneia do sono é a apneia obstrutiva do sono (AOS). A AOS tem sido associada a um risco acrescido de muitos resultados adversos para a saúde, incluindo acidentes de viação, perturbações cognitivas, episódios cardiovasculares, fibrilhação auricular, acidente vascular cerebral e mortalidade. Este colapso repetitivo pode resultar em fragmentação do sono, hipoxemia, hipercapnia e aumento da atividade simpática. A AOS também pode estar presente em conjunto com outros problemas de saúde graves, como a síndrome metabólica (Mavroudi et al., 2012).

Os médicos diagnosticam a AOS com base na história clínica, no exame físico e nos resultados do estudo do sono. O médico de cuidados primários pode avaliar primeiro os sintomas e depois decidir se deve ser efectuado um exame por um especialista do sono. Os especialistas do sono são médicos que diagnosticam e tratam pessoas com problemas de sono.

Na maioria dos doentes adultos com AOS moderada a grave, a pressão positiva contínua nas vias respiratórias (CPAP) é a primeira opção de tratamento. Os procedimentos cirúrgicos podem ser considerados como um tratamento secundário para a AOS quando a terapia com CPAP não é bem sucedida. Esses procedimentos podem incluir cirurgia maxilofacial, cirurgia nasal, uvulo-palato-faringoplastia, adenoidectomia, amigdalectomia e redução da língua, que se mostraram eficazes em muitos pacientes com anatomia favorável. A cirurgia também pode ser considerada como terapia adjuvante quando há anatomia obstrutiva que compromete o uso de outras terapias ou para aumentar o uso ou a eficácia do CPAP ou de aparelhos orais (Farsaris et al., 2003). Além disso, mudanças no estilo de vida são essenciais para facilitar qualquer tipo de terapia. O tratamento da AOS pode melhorar outros problemas médicos associados, como a tensão arterial elevada, e pode reduzir o risco de doença cardíaca, acidente vascular cerebral e diabetes. Durante os seus primeiros anos, a profissão de dentista foi desenvolvida para resolver problemas relacionados com os dentes. No entanto, ao longo dos anos do seu progresso, desenvolvimento e expansão, os dentistas tornaram-se responsáveis pelo bem-estar de todo o sistema estomatognático e por todos os aspectos da saúde oral. A partir da medicina dentária geral foram definidas várias especialidades, sendo a ortodontia e a cirurgia oral as primeiras. A razão foi claramente o facto de, com o desenvolvimento da profissão, o ensino no âmbito da educação dentária básica ter sido considerado inadequado no que diz respeito a estas disciplinas.

Os aparelhos orais constituem, há muitos anos, uma modalidade terapêutica aceitável e baseada em evidências para a AOS (Athanasiou et al., 1994). Embora tenham sido introduzidos e utilizados numerosos dispositivos orais para este fim, estes são principalmente classificados em três tipos, nomeadamente aparelhos de reposicionamento mandibular, aparelhos de reposicionamento da língua e elevadores do palato mole. Normalmente, um médico especialista do sono efectua o exame inicial e conclui o diagnóstico exato relativamente ao tipo e à gravidade da AOS. Se for caso disso, pode encaminhar o doente para a clínica dentária para o fabrico e utilização de um aparelho oral. As instruções de referência podem incluir o tipo de aparelho e a quantidade, bem como a direção da protrusão/abertura do maxilar inferior, se for prescrito um aparelho de reposicionamento mandibular. Um dentista generalista ou um especialista em medicina dentária, com formação e experiência adequadas no tratamento de doentes com AOS, realizará um exame oral completo, recolherá um conjunto completo de registos para documentação, diagnóstico e utilização em laboratório dentário, fornecerá o aparelho oral e acompanhará a sua utilização e o efeito no problema do distúrbio do sono (Schwarting et al., 2007). Periodicamente, os pacientes devem ser reexaminados pelo especialista do sono para avaliar a eficácia do aparelho nos sintomas da AOS do paciente.

É de salientar que os papéis de intervenção dos profissionais médicos e dentários relativamente ao exame, diagnóstico e tratamento dos doentes com AOS, tal como foram apresentados nas declarações de posição das organizações científicas e profissionais médicas e dentárias, devem ser rigorosamente respeitados e seguidos (Gauthier et al., 2012). Os médicos especialistas do sono são os responsáveis pelo diagnóstico e seleção do tratamento, estando os dentistas envolvidos no tratamento com aparelhos orais, quando os doentes são encaminhados para essa modalidade de tratamento. O tratamento deve ser orientado para os objectivos e centrado no doente, não estando vinculado a um aparelho ou técnica específicos. O trabalho de equipa entre as várias especialidades ou disciplinas médicas e dentárias é absolutamente necessário para um resultado bem sucedido.

O tema da OSA faz agora parte do currículo de muitos programas de pós-graduação em medicina dentária, é também uma disciplina opcional em vários currículos de licenciatura em medicina dentária e constitui uma atividade de desenvolvimento profissional contínuo muito popular entre os dentistas de todo o mundo.

O presente livro expõe o leitor a todos os aspectos da AOS. Fornece informação aprofundada e actualizada sobre a etiologia, o diagnóstico e a gestão deste grave problema de saúde. É da autoria de um especialista em ortodontia, com investigação relevante e vasta experiência clínica no assunto.

Athanasios E. Athanasiou, D.D.S., M.S.D., Dr. Dent.

Diretor e Professor de Ortodontia

Faculdade de Medicina Dentária Hamdan Bin Mohammed

Universidade de Medicina e Ciências da Saúde Mohammed Bin Rashid

Dubai, Emirados Árabes Unidos

ÍNDICE DE CONTEÚDOS

CAPÍTULO 1

1. INTRODUÇÃO

Diz-se que, em 1843, John Wesley Hardin, o infame pistoleiro do Oeste Selvagem do Texas, matou a tiro um roncador barulhento que dormia no quarto ao lado, num hotel em Abilene. Ele não conseguia suportar mais o barulho.

Dement WC, (1988) cita um sábio médico do século XX que disse um dia: "A prática da medicina termina quando o doente adormece". A sua intenção era sublinhar a privação de direitos do doente adormecido, que resultava da atitude de que o sono representava um limite que os médicos não podiam ultrapassar. Descreve a fase "pré-histórica" da compreensão da apneia do sono como sendo anterior a 1952, reconhecendo as referências aparentemente indiscriminadas à doença durante esse período.

O seu colega, Guilleminault C, (1985) observa que a síndrome da apneia do sono constitui um excelente exemplo daquilo que descreve como "redescoberta da síndrome" por clínicos astutos no século XX. Em cada uma delas, a nova descrição da síndrome "descoberta" é aperfeiçoada e o reconhecimento da fisiopatologia subjacente aumenta.

A síndrome da apneia/hipopneia obstrutiva do sono (SAHOS) é uma doença respiratória potencialmente fatal caracterizada pelo colapso repetido das vias aéreas superiores durante o sono, com paragem da respiração. Os doentes com SAHOS correm o risco de sofrer de problemas cardiovasculares graves e de hipercapnia, para além de uma redução global da qualidade de vida dos doentes e das suas famílias.

A etiologia parece ser uma mistura de caraterísticas anatómicas e fisiopatológicas. Durante o sono, a combinação de uma redução do tónus muscular lingual e faríngeo, alterações no controlo da respiração, a posição supina e o espaço faríngeo reduzido podem levar à oclusão das vias aéreas em doentes susceptíveis.

"... é altura de a nação acordar para o impacto surpreendente da (apneia do sono) na saúde e no bem-estar da nossa sociedade, um impacto que rivaliza com o do tabagismo" (Phillipson EA, 1993).

Com a crescente perceção da prevalência e, consequentemente, da procura de tratamento (Stradling JR, Crosby JH, 1991; Gleadhill et al., 1991; Young et al., 1993), talvez o fator limitador mais significativo para a prestação de tratamento seja o diagnóstico preciso. O desenvolvimento da "Polissonografia" em 1972 e, mais tarde, do "Teste de Latência Múltipla do Sono (MSLT)" (Carskadon e Dement WC, 1977; Carskadon et al., 1986) proporcionou o padrão científico para o diagnóstico.

Estão igualmente disponíveis métodos de diagnóstico para determinar a morfologia da faringe nos doentes com SAHOS: Radiografias cefalométricas laterais, reflexão acústica, fluoroscopia, observação endoscópica e tomografia computorizada. A ressonância magnética (RM) é uma técnica inovadora que produz imagens de alta resolução sem o uso de radiação ionizante, o que a torna especialmente adequada para o estudo e diagnóstico de tecidos moles. As radiografias cefalométricas laterais têm sido utilizadas por vários investigadores na tentativa de identificar parâmetros morfológicos que possam ser caraterísticos da SAHOS.

A base do crânio pode ser curta (Bacon et al., 1988) e o ângulo da base do crânio reduzido (Jamieson et al., 1986). Battagel JM, (1996) referiu que o ângulo da base do crânio (Ba-S-N) era significativamente mais pequeno, 3,7°, em indivíduos com SAHOS e o comprimento da base anterior do crânio diminuía 2,4 mm. Isto indica um encurtamento da dimensão antero-posterior do crânio e, por conseguinte, uma face mais retruída.

Rivlin et al., (1984), relataram uma diminuição no comprimento do corpo mandibular. Battagel JM, (1996) encontrou uma redução do comprimento do corpo mandibular (Go-Me) de 5,9 mm no grupo SAHOS *(P=0,002)*. Registando esta distância no plano horizontal, para ter em conta as variações da inclinação do plano mandibular, foram encontradas as mesmas diferenças. O gônio ao mento foi 6,6mm menor e o gônio ao ponto B foi 5,6mm menor nos indivíduos apnéicos.

Foram relatadas retrusão bimaxilar (Lowe et al., 1986a; De Berry-Borowiecki et al., 1988) ou retrognatismo da mandíbula isolada (Jamieson et al., 1986; Tsuchiya et al., 1992). Battagel JM, (1996) verificou que o comprimento do espaço intermaxilar - a distância entre a parede posterior da faringe e a face lingual do incisivo inferior ao nível do plano oclusal - era 5,7 mm mais curto nos indivíduos com SAHOS (*P=0,001*). A área do espaço intermaxilar foi reduzida em 4,1 cm^2 , indicando uma falta de compensação vertical para o desenvolvimento ântero-posterior diminuído.

O tratamento envolve técnicas não cirúrgicas e cirúrgicas:

As técnicas não cirúrgicas incluem: eliminação dos factores agravantes, redução do peso, treino, terapia farmacológica, estimulação eléctrica das vias respiratórias superiores, avaliação otorrinolaringológica e tratamento necessário, pressão positiva contínua nas vias respiratórias, aparelhos intra-orais de avanço mandibular e dilatador da válvula nasal.

As técnicas cirúrgicas incluem: traqueostomia, cirurgia nasal, cirurgia faríngea (uvulopalato-faringoplastia), cirurgia maxilofacial, amigdalectomia, adenoidectomia, redução da língua e cirurgia bariátrica.

CAPÍTULO 2

2. DEFINIÇÕES E CLASSIFICAÇÃO

A síndrome da apneia do sono foi descrita pela primeira vez já em 360 a.C. (Aelianus, 1666) e destacada como "Síndrome de Pickwickian" em referência à personagem Dickensiana (Charles Dickens em 1836 e sir William Osler em 1901). Reintroduzido na medicina moderna há algumas décadas (Spitz H, 1937; Burwell et al., 1956; Gastaut et al., 1966), o síndroma recebeu nos últimos anos muita atenção na literatura médica. O termo "apneia" deriva da palavra grega "apnoia", que significa "falta de ar".

A apneia do sono pode ser descrita como uma perturbação respiratória potencialmente fatal em que ocorrem períodos de paragem da respiração (apneia) na presença de esforço inspiratório (Guilleminault et al., 1978; Douglas et al., 1982; Lowe et al., 1986a; Deegan et al., 1995; Battagel et al., 1996).

Três tipos de apneias do sono são relatados por Gastaut et al., (1966): -

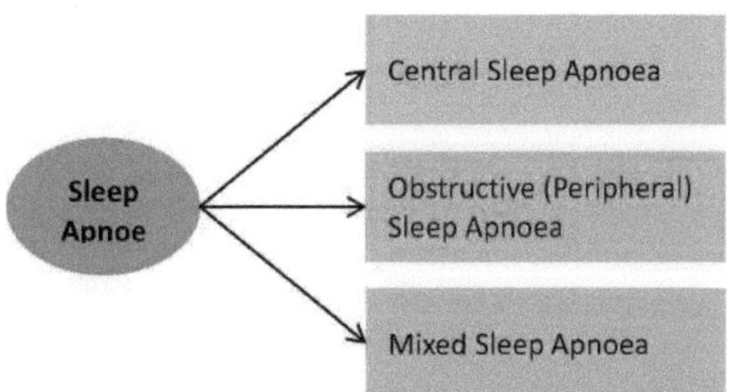

2.1 Apneia Central do Sono (ACS)

A apneia central do sono (ACS) é definida como a cessação do fluxo de ar e do esforço respiratório e resulta normalmente de perturbações neurológicas. A condição pode ocorrer sem causas identificáveis; felizmente, a sua ocorrência é rara. A maioria das pessoas sofre de episódios obstrutivos intermitentes. Quando mais de 50% dos eventos são de natureza central, a forma da doença é definida como central. A apneia central do sono (ACS) deve-se principalmente a uma instabilidade do sistema de controlo da respiração e as suas causas incluem perturbações da hipoventilação alveolar, insuficiência cardíaca, perturbações autonómicas neurológicas e formas idiopáticas de apneia central do sono (Wisskirchen T e Teschler H, 2000). Os doentes com ACS idiopática queixam-se frequentemente de insónia e de despertar durante o sono, mas também podem sofrer de sonolência diurna. A respiração de Cheyne-Stokes ou respiração periódica está frequentemente associada a insuficiência cardíaca e a perturbações neurológicas, especialmente as que envolvem o tronco cerebral.

2.2 Síndrome de apneia obstrutiva do sono / hipopneia (SAHOS)

A síndrome de apneia / hipopneia obstrutiva do sono (SAHOS) é definida pela ocorrência de cinco ou mais eventos respiratórios anormais por hora; estes eventos anormais incluem ***apneias*** (pausas na respiração durante pelo menos 10 segundos) e ***hipopneias*** (redução do volume corrente acompanhada por uma queda de 4% ou mais na saturação de oxigénio no sangue, com duração superior a 10 segundos), (Guilleminault et al., 1978).

Tangugsorn V, (1995) definiu a síndrome de apneia/hipopneia obstrutiva do sono como uma paragem repetitiva da respiração, ao nível das narinas e da boca, que dura pelo menos 10 segundos e ocorre 30 vezes ou mais durante 7 horas de sono noturno, tanto na fase de movimentos rápidos dos olhos (REM) como, sobretudo, na fase de movimentos não rápidos dos olhos (NREM).

A síndrome da apneia hipopneia obstrutiva do sono é também conhecida como apneia oclusiva e caracteriza-se pela cessação do fluxo de ar devido à obstrução das vias aéreas superiores, apesar do esforço respiratório simultâneo. Este esforço respiratório continua, apesar da obstrução, até que o indivíduo seja despertado do sono.

Se o número de apneias/hipopneias exceder 20 por hora, a condição é considerada clinicamente significativa (Riley et al., 1987). O Índice de Apneia e Hipopneia (IAH) calcula o número de apneias e hipopneias dividido pelas horas de sono, sendo um valor "entre" 5 e 10 o limite superior do normal (He et al., 1988).

O relatório da Scottish Intercollegiate Guidelines Network (SIGN) (2003) sobre a SAHOS definiu

Apneia - uma pausa de dez segundos na respiração.

Hipopneia - um evento de dez segundos em que há respiração contínua, mas a ventilação é reduzida em pelo menos 50% em relação à linha de base anterior durante o sono.

Síndrome de apneia / hipopneia obstrutiva do sono (SAHOS) - coexistência de sonolência diurna excessiva com respiração irregular durante a noite.

Índice de apneia / hipopneia (IAH) - a frequência de apneias e hipopneias por hora (utilizado para avaliar a gravidade da SAHOS).

Gravidade da SAHOS - (pode ser subdividida em vários graus de anomalia respiratória, consoante o IAH):

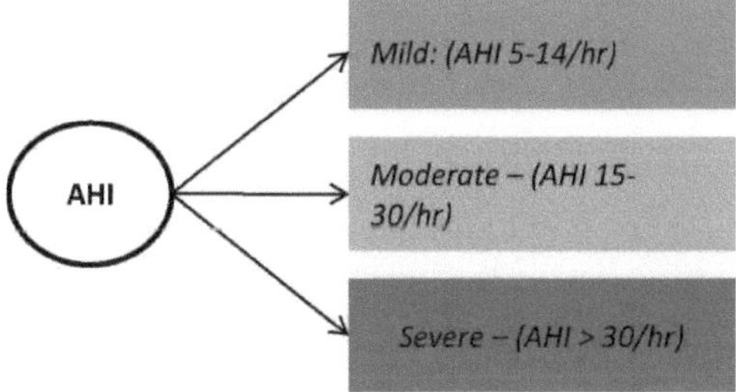

2.3 Apneia mista do sono (MSA)

A apneia mista do sono é descrita como um período de apneia central seguido de um episódio apneico obstrutivo e ocorre em cerca de 5% dos casos (Guilleminault C, 1976); combina apneia obstrutiva e central. O distúrbio mais frequente e mais grave em termos de morbilidade e mortalidade é alegadamente a apneia obstrutiva do sono / síndroma de hipopneia (Phillipson EA, 1993).

CAPÍTULO 3

3. PREVALÊNCIA

As estimativas da prevalência da SAHOS dependem da idade e do sexo dos indivíduos estudados, bem como da definição e do método de diagnóstico. A SAHOS tem uma prevalência sugerida de 2% na população em geral (Shapiro CM, Dement WC, 1993). A SAHOS é mais prevalente nos homens de meia-idade com excesso de peso e tem uma incidência menor nas mulheres (Kaplan R, 1990).

No entanto, os resultados do estudo mais recente e exaustivo sugerem que 4% dos homens de meia-idade (30-60 anos) e 2% das mulheres de meia-idade têm síndrome de apneia hipopneia obstrutiva do sono (Young et al., 1993).

Estima-se que 70% dos adultos com síndrome de apneia e hipopneia obstrutiva do sono (SAHOS) ressonavam durante a infância (Guilleminault et al., 1978; Koskenvuo et al., 1985; Hoffstein V, Mateika S, 1994; Ulfberg et al., 1996; e Young et al., 1996).

Esta elevada prevalência, juntamente com as alegações de sequelas médicas de grande alcance, levaram à sugestão de que a apneia do sono pode ser um perigo para a saúde pública tão significativo como o tabagismo (Phillipson EA, 1993).

As taxas de prevalência podem variar entre diferentes populações de acordo com factores como a prevalência da obesidade. A idade também é importante e foram registadas taxas de prevalência de 20% a 60% nos idosos (Ancoli-Israel 1994).

Estudos epidemiológicos sobre o ressonar habitual em crianças sugerem uma prevalência entre 7% e 12% (Ali et al., 1993 e 1994). As crianças que ressonam são, alegadamente, respiradoras bucais (McDonald JP, 1995; Carroll et al., 1995) ou têm um sono agitado, sonolência diurna excessiva, são hiperactivas (Ali et al., 1993 e 1994), têm uma audição deficiente (Owen et al., 1996) e apresentam mordida cruzada maxilar bilateral (McDonald JP, 1995). Embora o ressonar tenha sido relatado como um achado comum em crianças, apenas um subgrupo de crianças que ressonam habitualmente tem SAHOS.

CAPÍTULO 4

4. PATOGENESE

As apneias são causadas pela obstrução das vias respiratórias durante o sono ao nível do palato mole e da língua. (Relatório do Grupo de Trabalho do Royal College of Physicians, 1993). Três grandes factores determinam a permeabilidade das vias aéreas superiores durante o sono: a atividade dos músculos das vias aéreas superiores, a coordenação neuromuscular e a relação entre o tamanho das vias aéreas superiores e os tecidos circundantes (Remmers JE, 1978; Lowe AA, 1990b). A contração do músculo genioglosso move a base da língua ventralmente. Uma vez que a posição da parede anterior da faringe é determinada em parte pela língua, a contração do músculo genioglosso aumenta o volume da orofaringe. A coordenação neuromuscular assegura que a contração dos músculos dilatadores das vias aéreas superiores precede o início da atividade diafragmática inspiratória. Isto proporciona uma via aérea superior estável e distal antes do início da pressão intraluminal negativa durante o esforço inspiratório. A relação anormal entre o tamanho da via aérea superior e os tecidos esqueléticos e moles circundantes predispõe à oclusão da via aérea superior durante o sono. Quando um indivíduo está deitado e a dormir, as dimensões da via aérea são modificadas tanto pela postura como pelo tónus muscular. Isto ocorre quer a SAHOS esteja presente ou não, mas os efeitos são maiores nesta condição (Horner et al., 1989; Pae et al., 1994). Não só a via aérea efectiva é mais pequena nos indivíduos com SAHOS, como também o tecido pode ser inerentemente mais colapsável (Gleadhill et al., 1991). O padrão de ronco intenso que leva ao estreitamento das vias aéreas e aos despertares foi denominado síndrome de resistência das vias aéreas superiores.

4.1 Precipitação da SAHOS durante a gravidez

Kowall et al (1989) relataram um caso de apneia obstrutiva do sono grave que se desenvolveu durante a gravidez. Uma primigesta de 27 anos estava bem até ao sexto mês de gravidez, altura em que começou a ressonar alto e a ter sonolência diurna excessiva. Foi efectuada uma polissonografia às 36 semanas de gestação que revelou apneia obstrutiva do sono grave. A doente foi tratada com sucesso durante a gravidez com pressão positiva contínua nasal nas vias aéreas, mas continuou a sofrer de apneia obstrutiva do sono moderada após o parto. Este caso sugere que a apneia do sono pode ser precipitada ou exacerbada durante a gravidez.

Um caso relatado de SAHOS durante a gravidez sugere uma possível associação com o atraso do crescimento intrauterino e a pré-eclâmpsia (Lefcourt LA, Rodis JF, 1996).

4.2 Síndrome da apneia/hipopneia obstrutiva do sono em crianças

Marcus CL e Loughlin GM (1996) referiram que a síndrome da apneia/hipopneia obstrutiva do sono é uma causa comum de morbilidade durante a infância. A síndrome da apneia obstrutiva do sono na infância é geralmente secundária à hipertrofia adenotonsilar. Outros factores de risco incluem anomalias craniofaciais, obesidade, doença neuromuscular e compressão do arco maxilar com consequente aproximação dos cornetos laterais e do septo nasal (McDonald JP, 1995). Os sintomas incluem ressonar e dificuldade em respirar durante o sono.

O diagnóstico definitivo é efectuado por polissonografia. Os parâmetros polissonográficos normativos variam com a idade; por conseguinte, devem ser utilizadas normas adequadas à idade. Em contraste com os adultos, as crianças manifestam frequentemente um padrão de obstrução parcial persistente das vias aéreas durante o sono, em vez de apneias obstrutivas cíclicas e discretas. A maioria das crianças é curada por amigdalectomia e adenoidectomia (Guilleminault C, Pelayo R 1998), ou expansão rápida do palato (McDonald JP, 1995). No entanto, algumas crianças necessitam de terapia adicional, como a pressão positiva contínua nas vias aéreas (Guilleminault C e Pelayo R, 1998).

Guilleminault C e Pelayo R, (1998) afirmam que existe uma predisposição familiar para os distúrbios respiratórios do sono. A obstrução nasal e a respiração bucal influenciam o crescimento facial, o que pode levar a dificuldades respiratórias durante o sono. Os sintomas incluem um aumento do tempo total de sono, dificuldades comportamentais não específicas, hiperatividade, irritabilidade, urinar na cama e dores de cabeça matinais (Guilleminault C e Pelayo R, 1998). Os sinais clínicos incluem a ausência de crescimento, o aumento do esforço respiratório com dilatação nasal e retracções supra-esternais ou intercostais (Guilleminault C e Pelayo R, 1998). Para além disso, pode ocorrer um movimento paradoxal anormal do tórax para dentro durante o sono (Guilleminault C e Pelayo R, 1998). A sonolência diurna excessiva e a obesidade nem sempre estão presentes (Guilleminault C e Pelayo R, 1998). As crianças não tratadas podem desenvolver complicações cardiovasculares (Guilleminault C, Pelayo R, 1998). A doença é tratável com pressão positiva contínua ou em dois níveis nas vias respiratórias, e pode ser curada com cirurgia (Guilleminault C e Pelayo R, 1998).

As perturbações respiratórias relacionadas com o sono (SRBD) podem ocorrer em qualquer idade. A apneia obstrutiva do sono, o síndroma de resistência das vias aéreas superiores e o síndroma de hipopneia obstrutiva encontram-se todos no continuum patológico das SRBD (Messner AH e Pelayo R, 2000). Estas perturbações podem ter um grande impacto na qualidade de vida da criança e podem evoluir para complicações significativas.

A adenotonsilectomia continua a ser a base do tratamento. A pressão positiva contínua nasal nas vias aéreas é eficaz e bem tolerada naqueles que não respondem à adenotonsilectomia. Em casos selecionados, a cirurgia adicional ou o oxigénio suplementar (com monitorização cuidadosa) podem ter um papel importante (Marcus CL, 1997) e, em casos com arcos maxilares comprimidos, deve ser considerada a expansão rápida do palato (McDonald JP, 1995).

Mogayzel et al., (1998) estudaram os distúrbios respiratórios do sono em 88 crianças com acondroplasia e concluíram que:

- As crianças com acondroplasia têm frequentemente perturbações respiratórias relacionadas com o sono, principalmente hipoxémia.
- A maioria não tem apneia obstrutiva ou central significativa; no entanto, uma minoria substancial está gravemente afetada.
- A amigdalectomia e a adenoidectomia diminuem o grau de obstrução

das vias aéreas superiores na maioria, mas não em todas as crianças com acondroplasia e apneia obstrutiva do sono.

- A doença pulmonar restritiva pode apresentar-se numa idade jovem em crianças com acondroplasia.

Figura 1. Ciclo de sono

	Stage 5 (20-25%) - Rapid eye movement, - brain waves speed up and dreaming occurs, - muscle relaxes and heart rate increases, - breathing is rapid and shallow
	Stage 4: (12-15%) - Very deep sleep, - rhythmic breathing, - limited muscle activity, - brain produces delta waves
	Stage 3: (4-6%) - Deep sleep begins to generate slow delta wave
	Stage 2: (45-55%) - Breathing pattern and heart rate slows, - slight decrease in body temperature
100 % Sleep Cycle	**Stage 1: (4-5%)** - Light sleep - Muscle activity slows down - Occasional muscle twitching

CAPÍTULO 5

5. AETIOLOGIA

A etiologia da SAHOS e as anomalias subjacentes ao estreitamento das vias aéreas superiores ao nível da faringe são complexas. Pensa-se que a SAHOS resulta de uma combinação de factores fisiopatológicos e anatómicos.

Figura 2. Etiologia da SAHOS

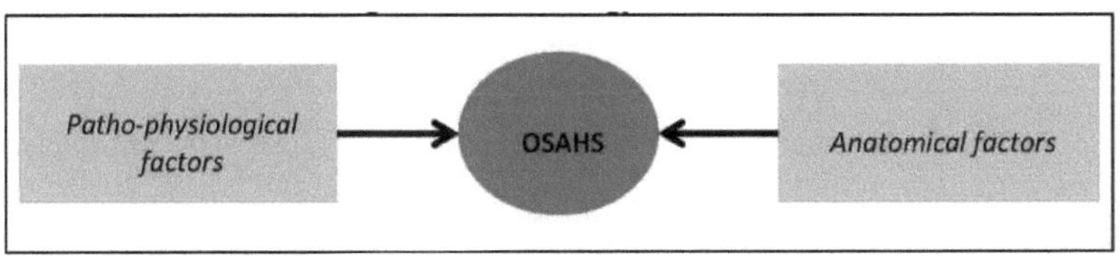

5.1 FACTORES FISIOPATOLÓGICOS

Pensa-se que o comprometimento funcional dos músculos que dilatam as vias aéreas superiores é particularmente importante no desenvolvimento da SAHOS e que estes doentes demonstram uma contração tónica e fásica mais baixa destes músculos durante o sono do que as pessoas não afectadas (Deegan et al., 1995).

Tabela 1. Lista dos factores fisiopatológicos

1	**General factors**	Anthropometrics (sex, age and obesity). Drugs (hypnotics and tranquillisers). Genetics.
2	**Reduced upper airway calibre**	Specific anatomical lesions (enlarged tonsils and micrognathia). Head position. Nasal obstruction.
3	**Mechanical factors**	Posture. Upper airway resistance. Upper airway compliance collapsibility.
4	**Upper airway muscle function**	Abnormal upper airway dilator muscle activity. Impaired relationship of upper airway muscle and diaphragm contraction.
5	**Upper airway reflexes**	Response to negative pressure. Response to positive pressure. Feedback from the lungs.
6	**Central factors**	Chemical drive. Periodicity of central drive. Response to breath loading.
7	**Arousal**	Impaired arousal responses. Postapnoeic hyperventilation.

5.1.1 Factores gerais

5.1.1.1 Antropométrico

5.1.1.1.1 Sexo

Os homens normais têm uma resistência faríngea e supraglótica significativamente maior do que as mulheres normais (White et al., 1985), o que os torna mais susceptíveis ao colapso faríngeo e à SAHOS, e pode contribuir para a predominância masculina da síndrome (Guilleminault et al., 1976). O mecanismo subjacente a esta maior resistência das vias aéreas superiores nos homens não é claro, mas pode estar relacionado com um possível efeito protetor das hormonas sexuais femininas (Block et al., 1980), um possível efeito deletério das hormonas sexuais masculinas (Johnson et al., 1984), ou com a maior incidência de obesidade nos homens (White et al., 1985).

5.1.1.1.2 Idade

A resistência faríngea aumenta com a idade em homens normais, possivelmente relacionada com o aumento do peso corporal (White et al., 1985), e acredita-se que o risco de desenvolver SAHOS aumenta com a idade nos homens. No entanto, esta suposição está longe de ser conclusiva. Um estudo demonstrou que, embora possa haver um aumento da incidência de distúrbios respiratórios do sono em pessoas mais velhas (>50 anos), quando indivíduos saudáveis são comparados com controlos mais jovens, a frequência desses distúrbios do sono não está dentro dos limites da síndrome da SAHOS (Bixler et al., 1985). Outro estudo demonstrou que

28% dos doentes selecionados aleatoriamente (>65 anos) apresentavam frequências de apneia superiores a 5 episódios.h^{-1} , mas muitos destes eram assintomáticos, tendo sido sugerido que uma frequência de apneia superior a 5 episódios.h^{-1} pode ser um achado "normal" neste grupo etário (Ancoli- Isreal et al., 1985).

5.1.1.1.3 Obesidade

Há muito que se reconhece que existe uma associação entre a obesidade e a SAHOS (Walsh et al., 1972), e que a perda de peso pode ser muito benéfica no tratamento da SAHOS (Harman et al., 1982, Suratt et al., 1987). Uma explicação para a relação entre a obesidade e a SAHOS é o facto de as vias aéreas superiores se estreitarem nos doentes obesos devido ao aumento da deposição de gordura nas paredes da faringe (Remmers et al., 1980). Os estudos que utilizaram a tomografia computorizada (TC) convencional não conseguiram identificar qualquer deposição anormal de gordura na vizinhança imediata da via aérea superior (Haponik et al., 1983; Suratt et al., 1983). No entanto, o desenvolvimento da ressonância magnética (RM), que pode utilizar imagens especialmente "ponderadas" para detetar gordura, levou à demonstração de um aumento da deposição de gordura em torno do segmento colapsável da faringe em doentes com SAHOS (Horner et al., 1989; Shelton et al., 1993).

A quantidade de gordura detectada também está correlacionada com a frequência de apneia/hipopneia do indivíduo (Shelton et al., 1993). Outra explicação possível para o facto de os indivíduos obesos terem frequentemente volumes pulmonares mais pequenos, em particular a capacidade residual funcional (CRF), do que os não obesos, o que, por sua vez, influencia indiretamente o tamanho das vias aéreas superiores e contribui para o estreitamento das vias aéreas superiores (Hoffstein et al., 1984). As vias aéreas superiores também podem ser estreitadas em pacientes obesos com SAHOS como resultado da compressão externa por massas de gordura localizadas superficialmente (Koeing et al., 1988; Koopman et al., 1981), e isso poderia explicar a constatação de que o aumento da circunferência do pescoço se correlaciona mais estreitamente do que a obesidade geral com a incidência e a gravidade da SAHOS (Davies RJO e Stradling JR, 1990; Stradling JR, Crosby JH, 1991).

Num modelo experimental, foram aplicados sacos com enchimento duro, simulando a acumulação de gordura cervical, na parte anterior do pescoço de coelhos anestesiados em decúbito dorsal, tendo-se verificado que aumentavam a resistência das vias aéreas superiores e diminuíam as pressões de fecho (Koenig et al., 1988).

5.1.1.2 Substâncias que deprimem o sistema nervoso central

As substâncias que deprimem o sistema nervoso central (SNC), como o *álcool, os sedativos e os tranquilizantes*, favorecem o relaxamento da musculatura faríngea e, por conseguinte, a oclusão das vias aéreas (Battagel JM, 1996).

5.1.1.2.1 Álcool

Rossner et al., (1991) encontraram níveis elevados de *álcool* em pacientes que morreram de enfarte agudo do miocárdio, sugerindo que este pode ser um fator importante que contribui para a SAHOS. Issa et al., (1982) verificaram que o consumo agudo de álcool promove o desenvolvimento de apneia durante o sono tardio. O álcool é um depressor do SNC e, como tal, contribui para a hipotonicidade dos músculos da faringe, do palato mole e dos músculos da língua. O etanol reduz a atividade do músculo genioglosso durante a respiração tranquila e a hipercapnia em indivíduos normais saudáveis. Acredita-se que tem um efeito depressor no sistema reticular ativador (RAS) e parece ter efeitos mais profundos nos músculos das vias aéreas superiores do que nos músculos da bomba ventilatória (Kroll et al., 1984).

5.1.1.2.2 Hipnóticos e tranquilizantes

Os hipnóticos e os tranquilizantes têm um efeito semelhante ao do álcool. Estes agentes promovem o relaxamento da musculatura faríngea e, por conseguinte, a oclusão das vias respiratórias.

O diazepam faz parte de um grupo de medicamentos denominados tranquilizantes benzodiazepínicos e, nalguns casos, é utilizado especificamente para o alívio de espasmos musculares (British National Formulary 1998). Os efeitos secundários destes medicamentos são o relaxamento adicional de quaisquer reflexos posturais, incluindo os dos músculos que suportam a área da faringe.

O hidrato de cloral e os anestésicos têm um efeito depressor no sistema de ativação reticular (SRA), com doses hipnóticas de hidrato de cloral a deprimir preferencialmente a atividade do genioglosso em comparação com a atividade do diazepam (Hershensen et al., 1984). Esta depressão selectiva da atividade dos músculos das vias respiratórias superiores sugere que a atividade respiratória destes músculos pode ser mais dependente do sistema nervoso central (SRA) do que do sistema frénico bulbo-espinal (Bonora et al., 1984).

5.1.1.2.3 Cafeína

Bardwell et al., (2000) estudaram 61 indivíduos, incluindo normotensos e hipertensos com e sem SAHOS: 38 homens, 23 mulheres, com idades compreendidas entre 30 e 60 anos; 100-150% do peso corporal ideal; sem outras doenças graves. Os pacientes foram estudados por polissonografia, o consumo de cafeína foi avaliado, os níveis de NE urinário de 24 horas foram examinados e a pressão arterial (PA) ambulatória foi registada. Os doentes com SAHOS (N=27) relataram um consumo de cafeína significativamente maior do que os doentes sem SAHOS (N=34) (295 vs. 103 mg, P=0,010), mas a cafeína não foi significativamente correlacionada com a sua PA ambulatória. Em contraste, a excreção de NE correlacionou-se com o consumo de cafeína ($r = 0,24$, $P = 0,041$), gravidade da apneia ($r = 0,65$, $P < 0,001$) e PA ($r = 0,34$, $P < 0,005$). As relações significativas SAHOS-NE e PA-NE permaneceram mesmo após o controlo do consumo de cafeína. Os pacientes com SAHOS consumiram quase três vezes mais cafeína do que os pacientes sem SAHOS. Embora a cafeína explique parcialmente o aumento do tónus adrenérgico nos doentes com SAHOS e a relação entre a PA e o NE, não parece contribuir significativamente para a relação entre a SAHOS e a elevação da PA

5.1.1.3 Genética

A síndrome da apneia e hipopneia obstrutiva do sono (SAHOS) é considerada uma doença genética complexa. Estudos descritivos efectuados em vários países têm demonstrado consistentemente uma agregação familiar do índice de apneia hipopneia (IAH) e sintomas de SAHOS, tanto em adultos como em crianças. Foram identificados marcadores fenotípicos da SAHOS, tais como anomalias das vias aéreas superiores, controlo anormal da respiração e obesidade, através dos quais os genes podem atuar para aumentar a suscetibilidade à SAHOS. A genética da SAHOS pode diferir entre grupos raciais. Recentemente, foram utilizadas duas abordagens para investigar a genética da SAHOS: uma análise de segregação e um exame do genoma completo. Os dados sugerem uma via causal comum que regula tanto a SAHOS como a obesidade em famílias caucasianas (Gaultier C, 2003).

Patel SR, (2005) no seu artigo de revisão concluiu que tanto a obesidade como a apneia do sono são fortemente influenciadas pelo genótipo subjacente. Alguns genes de suscetibilidade actuam diretamente num fenótipo e, através das relações causais entre a obesidade e a apneia do sono, têm efeitos indirectos no outro. Outros loci têm efeitos pleiotrópicos, afectando a suscetibilidade tanto para a obesidade como para a apneia do sono através de mecanismos independentes (Fig. 2.2). Os genes de suscetibilidade à apneia do sono podem interagir com a obesidade através de vários mecanismos para influenciar a predisposição para a apneia do sono. Os polimorfismos genéticos podem modular o grau em que a obesidade altera o impulso ventilatório, reduz o volume pulmonar ou estreita as vias aéreas superiores. Outros polimorfismos podem afetar o grau em que estas tensões resultam no desenvolvimento da apneia do sono. Do mesmo modo, os genes de suscetibilidade à obesidade podem interagir com a apneia do sono no seu potencial efeito sobre a obesidade (Patel SR, 2005).

Figura 3. Genes de suscetibilidade partilhados entre a apneia do sono e a obesidade

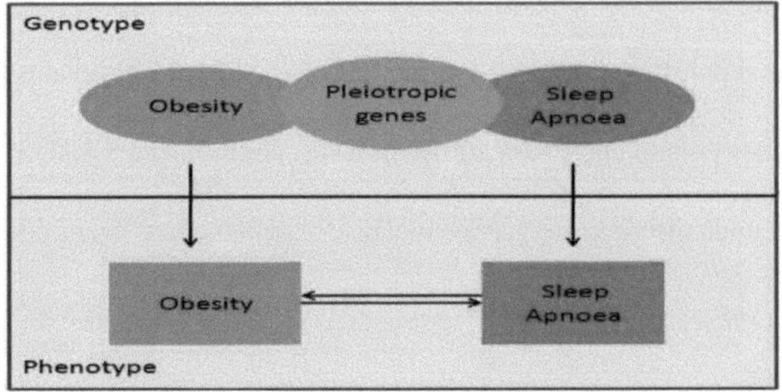

5.1.2 Redução do calibre das vias aéreas superiores

5.1.2.1 Lesões anatómicas específicas

Os factores que reduzem o calibre da via aérea superior conduzem a um aumento da resistência da via aérea superior, com a geração de uma pressão faríngea mais negativa durante a inspiração (Lopes et al., 1983), predispondo assim à oclusão da via aérea superior durante o sono. Existem várias anomalias anatómicas reconhecidas que estão associadas ao estreitamento das vias aéreas superiores e que predispõem à SAHOS.

Anomalias anatómicas específicas são mais frequentemente observadas em crianças, particularmente o aumento adenotonsilar (Orr et al., 1981; Sussman et al., 1975). Condições associadas com dismorfismo facial e/ou anormalidades mandibulares mostram uma predisposição para SAHOS, e incluem atresia coanal (Schafer ME, 1982), micrognatia (Schafer ME, 1982; Conway et al., 1977), e disostose craniofacial (Schafer ME, 1982; Lauritzen et al., 1986). A micrognatia está particularmente associada à SAHOS, pois uma mandíbula pequena e/ou retroposicionada coloca a base da língua mais próxima da parede posterior da faringe e interfere na eficiência do músculo genioglosso em manter a língua fora da faringe estreita (Sher AE, 1992). A correção cirúrgica de anomalias anatómicas específicas, como a remoção adenotonsilar, pode resultar na resolução parcial ou completa da SAHOS (Guilleminault C, 1989).

A infiltração dos músculos e tecidos moles das vias aéreas superiores pode prejudicar a função muscular e reduzir o lúmen das vias aéreas superiores, como no mixoedema (Orr et al., 1981), na acromegalia (Grunstein et al., 1991), no envolvimento por processos neoplásicos (Zorick et al., 1980) e na mucopolissacaridose (Perks et al., 1980), todos associados a uma predisposição para a SAHOS. O tratamento do processo subjacente pode reverter a obstrução das vias aéreas superiores (Orr et al., 1981; Zorick et al., 1980). A maioria dos pacientes adultos com SAHOS, no entanto, não apresenta nenhuma lesão específica no esqueleto ou nos tecidos moles que obstrua a via aérea superior, mas frequentemente apresenta uma via aérea orofaríngea pouco congestionada.

5.1.2.2 Posição da cabeça

A posição da cabeça e do pescoço é um fator importante na permeabilidade faríngea, com a flexão do pescoço capaz de produzir aumentos consideráveis na resistência faríngea durante a vigília e a anestesia, particularmente em indivíduos obesos (Safar et al., 1959; Spann RW e Hyatt RE, 1971). A variação da posição da cabeça entre flexão e extensão pode causar variações significativas no tamanho do espaço retroglossal e na posição do hioide na cefalometria lateral (Davies RJO e Stradling JR, 1990). A flexão do pescoço torna a via aérea superior mais suscetível ao colapso, enquanto a extensão do pescoço torna a via aérea superior mais resistente ao colapso (Wilson et al., 1980), independentemente das alterações na postura corporal geral.

A abertura da boca pode causar um aumento da resistência das vias aéreas superiores, uma vez que resulta num movimento dorsal das ligações ventrais dos músculos dilatadores das vias aéreas superiores, com o consequente encurtamento do comprimento muscular e redução da eficiência (Morikawa et al., 1981).

5.1.2.3 Obstrução nasal

Num indivíduo normal, o nariz é a principal via de respiração durante a vigília e, mais particularmente, durante o sono (Gleeson et al., 1986), e o nariz é responsável por cerca de metade da resistência respiratória total ao fluxo de ar (Proctor et al., 1977). Observa-se um aumento acentuado da resistência nasal em doentes com rinite aguda ou crónica quando estes ficam deitados (Rundcrantz H, 1969). Doenças nasais unilaterais, como pólipos, também podem causar aumento da resistência nasal na posição reclinada lateral se estiverem presentes nas narinas mais superiores (Cole P e Haight JS, 1984). A resistência nasal é elevada em pacientes com SAHOS (Martin et al., 1980; Irvine et al., 1984), e o uso de descongestionantes nasais pode reduzir a resistência supraglótica na SAHOS (Anch et al., 1982). A oclusão nasal em indivíduos normais leva a um aumento do número de episódios apnéicos, despertares do sono e despertares (Suratt et al., 1986), e um aumento do número de apnéias e hipopnéias também é observado em pacientes com rinite alérgica sazonal quando sintomáticos (McNicholas et al., 1982), ou com desvio de septo nasal (Lavie et al., 1982).

O tamponamento nasal para epistaxes pode induzir a SAHOS ou exacerbar a SAHOS pré-existente (Wetmore et al., 1988), enquanto a anestesia tópica do nariz aumenta significativamente o número de eventos de distúrbios respiratórios em indivíduos com sono normal (McNicholas et al., 1987; White et al., 1985).

A capacidade de sentir tanto a pressão como o fluxo de ar nas vias aéreas superiores pode ser importante na manutenção do ritmo respiratório durante o sono (Zwillich et al., 1981), e o fluxo de ar nasal tem sido relatado como tendo um efeito estimulante na respiração (McNicholas et al., 1993). Portanto, há fortes evidências, a partir de uma série de perspectivas diferentes, para apoiar um papel importante da disfunção nasal na fisiopatologia da SAHOS.

5.1.3 Factores mecânicos

Os estudos fibróticos durante a síndrome de apneia/hipopneia obstrutiva do sono mostraram um colapso abrupto da via aérea no início da inspiração, com oposição das paredes latero-posteriores da orofaringe na faringe e sem evidência de obstrução glótica (Guilleminault et al., 1978). Na fluoroscopia lateral (Suratt et al.,

1983), a obstrução das vias aéreas superiores durante a inspiração é observada quando o palato mole toca a parede posterior da faringe e a língua. Essa obstrução geralmente termina quando a língua se move para frente, a mandíbula se eleva e a parede posterior da faringe se move posteriormente. Esta sequência de eventos alarga a via aérea faríngea.

5.1.3.1 Postura

A maioria dos indivíduos assume a postura supina quando está a dormir, apesar dos efeitos desvantajosos que esta postura tem na permeabilidade das vias aéreas superiores. A área da secção transversal da faringe é reduzida da posição vertical para a posição supina em indivíduos normais (Brown et al., 1987; Yildirim et al., 1991). A resistência supraglótica também é maior na posição supina do que na posição sentada, tanto em indivíduos normais quanto em pacientes com SAHOS (Anch et al., 1982).

O efeito da postura supina na permeabilidade das vias aéreas superiores não resulta da diminuição da atividade dos músculos dilatadores das vias aéreas superiores, uma vez que estes músculos aumentam a sua atividade electromiográfica (EMG) com a transição da postura erecta para a supina, tanto em indivíduos com SAHOS como em indivíduos normais (Safar et al., 1959; Yildirim et al., 1991; Douglas et al., 1993).

Também não há provas de que a diminuição do volume pulmonar observada na postura supina contribua para o estreitamento das vias aéreas superiores, uma vez que a manutenção da capacidade residual funcional (CRF) a um nível constante em indivíduos normais, enquanto se muda da posição vertical para a supina, não impede a queda da área da secção transversal (Rundcrantz H, 1969). Assim, o efeito da postura supina parece dever-se a forças gravitacionais que actuam para estreitar a via aérea superior (Rundcrantz H, 1969). No entanto, os doentes com SAHOS têm frequentemente uma CRF reduzida quando estão de pé, e a queda adicional da CRF quando assumem a posição supina pode estar associada a uma queda significativa do calibre das vias aéreas superiores (Hoffstein et al., 1984).

5.1.3.2 Resistência das vias respiratórias superiores

Os doentes com SAHOS têm vias aéreas superiores mais pequenas do que os indivíduos não apneicos, o que se reflecte na constatação de uma maior resistência ao fluxo de ar inspiratório durante a vigília na nasofaringe, nos doentes com SAHOS, quando comparados com os controlos (Anch et al., 1982; Stauffer et al., 1987).

O início do sono leva a um aumento da resistência do sistema respiratório em seres humanos saudáveis (Lopes et al., 1983; Hudgel et al., 1984; Tabachink et al., 1981; Weigand et al., 1990; DeWeese EL, Sullivan TY, 1988), sendo o aumento localizado quase inteiramente na via aérea superior acima da laringe (Hudgel et al., 1984), principalmente ao nível do palato ou da orofaringe (Hudgel et al., 1988). Embora o nariz possa contribuir significativamente para a resistência das vias aéreas superiores quando se assume a postura supina devido ao aumento da congestão da mucosa nasal (Anch et al., 1982), há um pequeno aumento da resistência nasal com a mudança da vigília para o sono (Hudgel et al., 1988).

Pensa-se que o aumento adicional da resistência das vias aéreas superiores com o início do sono resulta, em vez disso, de um declínio do tónus dos músculos dilatadores das vias aéreas superiores durante o sono (Hudgel et al., 1988).

Os roncadores não obesos têm um maior aumento da resistência total das vias aéreas durante o sono não-REM do que os indivíduos de controlo (Skatrud JB e Dempsey JA, 1985), e existe uma correlação altamente significativa entre a resistência nasofaríngea em vigília e o IAH durante o sono (Stauffer et al., 1987; Suratt et al., 1985). A resistência inspiratória orofaríngea pode atingir níveis elevados entre apneias em

pacientes com SAHOS (Remmers et al., 1978; Martin et al., 1980), e a resistência expiratória aumenta significativamente, à medida que se aproxima um episódio de apneia (Sanders MH, Moore SE, 1983; Sanders et al., 1985).

5.1.3.3 Complacência e colapsibilidade das vias aéreas superiores

A via aérea superior estende-se desde as coanas nasais até à epiglote nos seres humanos. Não possui um suporte rígido ou ósseo e pode, portanto, colapsar na ausência de forças para manter a permeabilidade (Hudgel DW, 1986). Observa-se uma grande variabilidade na colapsibilidade das vias respiratórias superiores em homens normais durante o sono (Wiegand et al., 1990), e pensa-se que está provavelmente relacionada com factores anatómicos e alterações no controlo ventilatório durante o sono. A complacência faríngea nos roncadores com SAHOS está aumentada em comparação com os roncadores não apneicos (Brown et al.,

1985 e 1987), e os doentes com SAHOS têm as vias aéreas superiores mais colapsáveis quando estão acordados do que os indivíduos de controlo (Suratt et al., 1984 e 1985). O aumento da complacência da faringe pode, portanto, estar mais relacionado com o desenvolvimento da SAHOS do que a área da secção transversal da faringe (Brown et al., 1985).

Os doentes com SAHOS têm uma atividade muscular tónica mais baixa do que os controlos não apneicos que ressonam, o que parece tornar a sua faringe mais "flácida" (Brown et al., 1987). Este conceito foi alargado ao considerar as vias aéreas superiores como uma resistência de Starling, com um segmento colapsável na orofaringe e o fluxo através das vias aéreas superiores regido por alterações de pressão que ocorrem a montante (nariz) e não a jusante (hipofaringe) do segmento colapsável (Smith et al., 1988; Schwartz et al., 1988). Os pacientes com SAHOS podem, portanto, ter uma elevação da pressão crítica de colapso em torno da via aérea superior, em vez de alterações nas propriedades de resistência da via aérea superior (Smith et al., 1988; Schwartz et al., 1988).

De um modo geral, os dados apontam para diferenças importantes na mecânica das vias aéreas superiores entre indivíduos normais e doentes com SAHOS, que são evidentes durante a vigília, mas que se acentuam durante o sono.

5.1.4 Função muscular das vias respiratórias superiores

5.1.4.1 **Atividade** ***anormal dos músculos dilatadores das vias aéreas superiores***

Acredita-se que a permeabilidade do segmento colapsável da via aérea superior dependa da função dos músculos dilatadores da faringe (Remmers et al., 1978; Block et al., 1984), que actuam para enrijecer ou distender a via aérea faríngea colapsável durante a inspiração, como sugerido pela presença de atividade EMG coordenada com a respiração (Strohl KP, 1981). A atividade destes músculos das vias aéreas superiores é modulada por estímulos químicos, estímulos vagais, alterações na pressão das vias aéreas superiores e atividade dos barorreceptores (Brouillette RT e Thach BT, 1979 e 1980).

A respiração através de uma via aérea superior estreita gera uma maior pressão de sucção e, por conseguinte, uma maior força de colapso, pelo que os músculos dilatadores da faringe têm de se contrair com mais força para evitar a obstrução das vias aéreas superiores. A hipercapnia progressiva, a hipoxia, a asfixia e a aplicação de pressão negativa produzem um aumento da força de contração dos músculos dilatadores das vias aéreas superiores (Brouillette RT e Thach BT, 1980; Horner et al., 1991). Defeitos nessas respostas dos músculos das vias aéreas superiores, ou na coordenação da atividade das vias aéreas superiores e do diafragma, têm sido propostos como factores predisponentes da SAHOS (Wilson et al., 1980; Brouilette et al., 1980; Weiner et al., 1982; Onal et al., 1981; Onal E e Lopata M, 1982; Issa FG e Sullivan CE, 1983).

As alae nasi (AN) dilatam as narinas anteriores durante a inspiração, e o grau de pré-ativação da EMG da AN antes da EMG da DIA pode ser usado como um índice do impulso ventilatório para a via aérea superior (Strohl et al., 1981). Durante o sono NREM, a pré-ativação do A aumenta do início ao fim de um episódio de apnéia, sugerindo que o impulso ventilatório para o AN aumenta com a duração da apnéia (Suratt et al., 1985). Este aumento da pré-ativação, que também é observado em outros músculos das vias aéreas superiores (Strohl et al., 1980), pode representar uma tentativa compensatória de abrir as vias aéreas antes que a pressão das vias aéreas seja reduzida pela contração dos músculos DIA e da caixa torácica (RC).

O genioglosso (GG) puxa a língua para a frente e opõe-se ao colapso faríngeo devido à pressão negativa inspiratória (Remmers et al., 1978; Brouillette RT, Thach BT, 1979; Sauerland EK, Harper RM, 1976; Issa et al., 1988), como demonstrado pelo pico anterior da atividade EMG do GG antes da atividade EMG do DIA durante a inspiração (Brouillette RT, Thach BT, 1980). A atividade fásica inspiratória do GG diminui com o sono em indivíduos normais (Martin et al., 1980; Strohl KP, 1981; Onal E e Lopata M, 1982), e quase cessa durante o sono REM (Sauerland EK e Harper RM, 1976; Parisi et al., 1987); no entanto, aumenta significativamente da vigília para o sono NREM, entre apneias em pacientes com SAHOS e em indivíduos de controlo obesos mais velhos (Suratt et al., 1987). Assim, os indivíduos normais têm menos atividade do que os doentes com SAHOS, mas não têm apneias oclusivas, e esta ativação aumentada do GG nos indivíduos com SAHOS pode ser vista como um mecanismo de proteção que ocorre quando a permeabilidade da via aérea faríngea está comprometida. Qualquer fator que interfira com esse aumento da atividade do GG, como o início do sono REM fásico ou a periodicidade do drive central, pode predispor ao colapso da via aérea superior. De facto, a atividade EMG do GG é reduzida ou abolida no início da apneia, e aumentada no final da obstrução (Remmers et al., 1978; Suratt et al., 1988).

Pensa-se que os músculos que provocam o movimento para a frente do osso hioide [geniohióideo (GH), esterno-hióideo (SH), tireo-hióideo (TH)] alargam e estabilizam a via aérea faríngea (Weigand et al., 1990; Van de Graaf et al., 1984; Van Lunteren et al., 1987; Weigand et al., 1990; Roberts WC, 1984). Tanto em indivíduos normais como naqueles com SAHOS, a adoção de uma postura supina está associada a um movimento do osso hioide para a frente (Yildirim et al., 1991). Estes músculos apresentam atividade inspiratória fásica, e maior atividade mecânica com hipercapnia significativa (Van de Graaf et al., 1984; Van Lunteren et al., 1987). Tanto o GH como o TH apresentam uma atividade aumentada e prolongada após a oclusão no final da expiração (Van de Graaf et al., 1984). A atividade inspiratória fásica do GH é observada em indivíduos normais acordados, com uma queda na atividade tónica relacionada com o sono em todas as fases do sono, e existe uma correlação negativa com a resistência das vias aéreas superiores (Weigand et al., 1990). O volume da faringe em gatos anestesiados apresenta uma relação inversa com o comprimento do músculo hioide (GH, SH) (Van Lunteren et al., 1987). Os factores que influenciam a posição do hioide, como a flexão do pescoço ou as anomalias mandibulares, podem afetar negativamente a função destes músculos, levando ao estreitamento da hipofaringe.

A redução da atividade do músculo tensor palatino (TP), que retrai o palato da parede posterior da faringe, mantendo assim a permeabilidade da faringe durante a respiração nasal, pode também desempenhar um papel importante na patogénese da SAHOS (Sauerland et al., 1981; Tangel et al., 1991; Anch et al., 1982; Hairston LE e Sauerland EK, 1981). A atividade tónica do TP diminui durante o sono e está correlacionada com o aumento da resistência das vias aéreas superiores durante o sono (Tangel et al., 1991 e 1992). A conclusão geral que se pode retirar dos estudos acima referidos é que uma variedade de grupos musculares diferentes desempenha um papel importante na manutenção da permeabilidade das vias aéreas superiores. Os músculos que controlam a língua, o palato e o hioide parecem estar todos envolvidos neste processo, mas a literatura até agora apresenta opiniões diferentes sobre a importância relativa destes grupos musculares. Além disso, tem-se argumentado que a complacência das vias aéreas, independentemente da atividade dos músculos dilatadores das vias aéreas superiores, pode ser o principal determinante da colapsabilidade das vias aéreas superiores (Strohl KP e Olson LG, 1987). A capacidade da via aérea superior de resistir ao colapso pode, portanto, depender da justaposição relativa dos ossos mandíbula e hioide, que permitem um tamanho específico da faringe, e das propriedades da parede da via aérea no segmento colapsável da via aérea superior, e não da atividade do músculo dilatador da via aérea superior (Strohl KP e Olson LG, 1987).

5.1.4.2 Relação prejudicada entre o músculo das vias aéreas superiores e a contração do diafragma

As actividades EMG dos músculos das vias aéreas superiores e do diafragma respondem de forma qualitativamente semelhante à hipercapnia (Patrick et al., 1982), à hipoxia (Onal et al., 1981) e à oclusão das vias aéreas (Weiner et al., 1982). Isto sugere que os mecanismos de controlo central das vias aéreas superiores e os músculos da bomba respiratória nos seres humanos estão intimamente relacionados.

A ativação inspiratória dos músculos das vias aéreas superiores ocorre mais cedo do que a ativação do DIA (Block et al., 1984), que estabiliza e contrabalança a força de colapso das vias aéreas superiores pela atividade dos músculos DIA e RC (Block et al., 1984). Qualquer redução ou atraso na contração dos músculos inspiratórios das vias aéreas superiores, relativamente à atividade dos músculos DIA e RC, predispõe ao estreitamento ou colapso das vias aéreas superiores durante o sono.

A atividade do nervo hipoglosso em níveis mais baixos de impulso químico (hipoxia e hipercapnia) é inferior, e em níveis mais elevados de impulso químico é superior, à atividade do nervo frénico em cães anestesiados (Weiner et al., 1982), embora se deva ter em conta o facto de a anestesia inibir seletivamente a entrada neural para as vias aéreas superiores (Hwang et al., 1983). A respiração com oxigénio em coelhos diminui o EMG do GG mais do que o EMG do DIA, enquanto a hipercapnia e as oclusões prolongadas activam preferencialmente o GG em comparação com o DIA (Brouillette RT e Thash BT, 1980). Os estímulos respiratórios não específicos (luz, som, toque) aumentam preferencialmente a atividade fásica inspiratória do GG (Brouillette RT e Thash BT, 1980), semelhante à observada com os despertares electroencefalográficos (EEG) no final das apneias obstrutivas (Remmers et al., 1978). Os quimiorreceptores periféricos parecem afetar a atividade inspiratória fásica no GG e no DIA de forma qualitativamente semelhante, mas quantitativamente diferente. A respiração de azoto e a injeção de cianeto aumentam a atividade inspiratória fásica no GG mais do que no DIA (Brouillette RT e Thash BT, 1980), e estas respostas são abolidas pela desnervação do corpo carotídeo.

Alguns relatórios sugerem que o impulso motor respiratório para a musculatura faríngea diminui durante o sono, enquanto a saída para o diafragma permanece inalterada (Remmers et al., 1980, Orem et al., 1977). Outros sugeriram que uma diminuição preferencial da atividade dos músculos das vias aéreas superiores não é necessária para o desenvolvimento de apneias oclusivas (Onal E e Lopata M, 1982, Onal et al., 1985).

Foi levantada a hipótese de que os doentes com SAHOS têm uma instabilidade do controlo ventilatório semelhante à respiração periódica, e que as apneias oclusivas do sono ocorrem quando a atividade EMG inspiratória DIA e GG estão ambas perto do nadir do ciclo, o que é inferior aos valores do início da vigília ou do sono (Onal et al., 1982). Após o início da apneia, estas actividades EMG tendem a diminuir ainda mais durante os primeiros 1-3 esforços inspiratórios, e depois aumentam progressivamente até à resolução da apneia, altura em que a EMG GG parece aumentar em maior grau do que a EMG DIA e durante 1-2 respirações pós-apneia. O período imediatamente a seguir à resolução da apneia é normalmente caracterizado por uma hiperventilação de várias respirações, que normaliza a saturação arterial de oxigénio (*Sa* O2). Ambos os EMGs diminuem então de atividade, o que predispõe a novas apneias oclusivas (Onal et al., 1982). Além disso, especula-se que o momento relativo da atividade EMG inspiratória das vias aéreas superiores em relação à atividade DIA e RC flutua durante o sono na SAHOS (Hudgel DW e Harasick T, 1990). À medida que a apneia obstrutiva do sono se aproxima e a resistência inspiratória das vias aéreas superiores aumenta progressivamente, a atividade inspiratória EMG dos músculos das vias aéreas superiores aproxima-se da atividade inspiratória EMG do RC e depois fica atrás desta (Hudgel DW e Harasick T, 1990). A atividade dos músculos das vias aéreas superiores permanece atrás dos músculos RC durante a apneia, mas precede a atividade dos músculos RC quando as vias aéreas superiores se abrem. Este facto pode representar a periodicidade do controlador respiratório (Longobardo et al., 1982), com redução do amortecimento e aumento do ganho. Durante os testes de colapsibilidade das vias aéreas superiores em indivíduos adormecidos com SAHOS, não houve evidência de um aumento da atividade dos músculos dilatadores das vias aéreas superiores durante a asfixia progressiva, apesar de um aparente aumento da atividade dos músculos DIA (Issa FG e Sullivan CE, 1984).

Um modelo clínico de uma relação temporal perturbada entre a contração das vias aéreas superiores e a contração diafragmática que predispõe à SAHOS é observado em doentes com paralisia diafragmática tratados com um pacemaker electrofrénico. Cerca de 50% desses pacientes desenvolvem SAHOS após a inserção desse marcapasso (Glenn et al., 1978; Hyland et al., 1981), uma vez que o marcapasso resulta na contração do DIA em momentos diferentes daqueles em que os músculos das vias aéreas superiores se contraem. A relação entre GG e DIA é discutida mais detalhadamente em "periodicidade do impulso central".

5.1.5 Reflexos das vias aéreas superiores

Vários relatórios indicam um papel para o mecanismo reflexo das vias aéreas superiores na manutenção da patência (Horner et al., 1991). As evidências sugerem que estes mecanismos reflexos são sensíveis à pressão (Mathew et al., 1982; Mathew OP, 1984), e a sua interferência pode levar a um desequilíbrio entre a pressão intra-faríngea e a contração dos músculos dilatadores das vias aéreas superiores, resultando em apneia obstrutiva (Remmers et al., 1978). A importância destes reflexos protectores é apoiada pela constatação do encerramento fatal das vias aéreas faríngeas em coelhos, nos quais os reflexos das vias aéreas superiores são abolidos pela anestesia tópica (Abu-Osba et al., 1981).

A anestesia tópica orofaríngea (TOPA) em indivíduos humanos normais resulta num aumento da frequência de apneias obstrutivas (McNicholas et al., 1987) e da resistência faríngea durante o sono, independentemente de qualquer efeito direto da lidocaína no próprio músculo das vias aéreas superiores (De Weese EL e Sullivan TY, 1988). Um aumento significativo de eventos obstrutivos foi observado após o TOPA num grupo de roncadores assintomáticos (Chadwick et al., 1991), com vários indivíduos a desenvolverem IAHs que se enquadram na gama de SAHOS como convencionalmente definido (Guilleminault et al., 1976). Em contraste, o TOPA não produziu qualquer aumento significativo no IAH ou na duração da apneia entre os doentes com SAHOS, o que apoia a possibilidade de os reflexos das vias aéreas superiores serem defeituosos na SAHOS (Deegan et al., 1993).

A deficiência dos reflexos das vias aéreas superiores pode ser uma anomalia primária na SAHOS, contribuindo para o desenvolvimento da oclusão das vias aéreas superiores durante o sono. No entanto, este defeito pode também ser um fenómeno secundário, uma vez que a vibração mecânica da via aérea superior, associada ao ressonar alto, pode também atenuar os receptores aferentes do reflexo, que se presume estarem localizados na parede da orofaringe. Os dados dos estudos acima referidos (Chadwick et al., 1991; Deegan et al., 1993) favorecem a existência de uma anomalia primária nos reflexos das vias aéreas superiores nos doentes com SAHOS, uma vez que se espera que os indivíduos com ressonar alto também apresentem uma vibração mecânica nas vias aéreas superiores semelhante à dos doentes com SAHOS.

A sensibilidade à temperatura da orofaringe nos doentes com SAHOS está significativamente diminuída em comparação com os indivíduos de controlo sem roncopatia da mesma idade (Larsson et al., 1992), o que apoia ainda mais a noção de que os reflexos das vias aéreas superiores estão diminuídos nos doentes com

SAHOS.

5.1.5.1 Respostas à pressão negativa

A atividade EMG do músculo das vias aéreas superiores aumenta quando é aplicada pressão negativa nas vias aéreas superiores isoladas de coelhos traqueotomizados (Mathew et al., 1982), provavelmente através de reflexos que envolvem mecanorreceptores localizados acima da traqueia e *através de* várias vias aferentes. Foram também observadas alterações pequenas mas consistentes na frequência respiratória em muitos dos animais, sugerindo algum envolvimento do centro respiratório nestas alterações (Mathew et al., 1982).

Em seres humanos acordados, a administração de pressão negativa súbita nas vias aéreas superiores leva a um aumento reflexo pronunciado e repetível da atividade do genioglosso (Horner et al., 1991). Parece estar envolvida a contribuição de receptores supra-glóticos e sub-glóticos, e a anestesia tópica bloqueia a resposta quando a glote está fechada (Horner et al., 1991). Esta resposta é reduzida durante o sono NREM (Wheatly et al., 1993). Indivíduos normais acordados, expostos a pressão negativa contínua nas vias respiratórias (CNAP) em posição supina, são capazes de preservar o volume corrente através de aumentos imediatos e sustentados da atividade muscular das vias respiratórias superiores e do diafragma (Aronson et al., 1989).

No entanto, durante o sono NREM não se observam respostas musculares ou temporais imediatas com a PANC, resultando em hipopneia e apneia oclusiva. O restabelecimento da permeabilidade das vias aéreas superiores depende da excitação e do aumento da atividade muscular. Estes resultados sugerem que os reflexos protectores, que actuam para manter a permeabilidade das vias aéreas superiores na presença de pressão negativa nas vias aéreas durante a vigília, são comprometidos pelo sono.

5.1.5.2 Respostas à pressão positiva

A pressão positiva contínua nas vias aéreas, aplicada através das narinas (nCPAP), é uma terapia eficaz para a SAHOS (Sullivan et al., 1981), mas reduz a atividade EMG do dilatador das vias aéreas superiores (Deegan et al., 1993 e 1994). A eficácia do nCPAP, apesar da associação com a redução da contração do músculo dilatador das vias aéreas superiores, é totalmente consistente com o conceito de que as pressões de sucção nas vias aéreas superiores durante a inspiração provocam a oclusão das vias aéreas superiores colapsáveis. Esta pressão de sucção inspiratória é abolida pelo nCPAP e a redução da atividade EMG do dilatador das vias aéreas superiores durante a administração do nCPAP é provavelmente uma consequência da menor necessidade de contração do músculo dilatador das vias aéreas superiores na ausência de qualquer pressão de sucção negativa inspiratória e de um possível efeito de imobilização da pressão positiva. Foi demonstrado que a pressão positiva expiratória final das vias aéreas reduz a frequência e a duração das apneias e o grau de dessaturação nocturna de oxigénio em doentes com SAHOS (Mahadevia et al., 1983). No entanto, como ainda se desenvolvem pressões negativas na via aérea superior durante a inspiração com pressão positiva externa nas vias aéreas (EPAP), esta melhoria não pode ser atribuída a uma simples imobilização da via aérea superior. Esta observação sugere uma melhoria noutros factores que podem estar a contribuir para o desenvolvimento da oclusão das vias aéreas superiores durante o sono, como a diminuição da CRF e/ou a hipoxemia (Cherniack NS, 1981).

5.1.5.3 Reação dos pulmões

A área da secção transversal da faringe (CSA) é anormalmente pequena em doentes obesos com SAHOS e varia consideravelmente com as alterações do volume pulmonar (Rubenstein et al., 1989). A CSA média da via aérea superior em roncadores com SAHOS parece ser significativamente menor do que em roncadores não apneicos, no volume residual, mas não na CRF (Brown et al., 1985).

A resistência das vias aéreas superiores tende a diminuir com o aumento da insuflação pulmonar e com o aumento da frequência respiratória a baixos volumes (Brown et al., 1985). As observações acima apoiam a noção de que os reflexos mediados por via vagal relacionados com o volume pulmonar podem ter uma influência importante no calibre das vias aéreas superiores (Van Lunteren et al., 1987).

5.1.6 Factores centrais

As anomalias do controlo respiratório têm sido implicadas na patogénese da SAHOS (Onal E e Lopata M, 1982) e podem ocorrer a vários níveis, desde o centro respiratório até ao mecanismo reflexo periférico das vias aéreas superiores.

5.1.6.1 Acionamento químico

O estado de sono está associado a uma redução da ventilação por minuto (Douglas et al., 1982) e das respostas ventilatórias à hipoxia e à hipercapnia (Berthon-Jones M e Sullivan CE, 1982 e 1984), em comparação com a vigília. Pensa-se que o mecanismo subjacente a estas reduções não se deve exclusivamente à diminuição do impulso respiratório central (White DP, 1986), podendo estar relacionado, pelo menos em parte, com alterações mecânicas, como a redução da permeabilidade das vias aéreas superiores durante o sono (Skatrud JB e Dempsey JA, 1985; Hudgel et al.,1984). Esta possibilidade é apoiada pela observação de que a pressão de oclusão da boca, que é um melhor índice do impulso respiratório do que a resposta ventilatória (Whitelaw et al., 1975), aumenta da vigília para o sono NREM e REM nos homens, com poucas alterações nas mulheres; e a resposta da pressão de oclusão da boca à hipercapnia é geralmente mantida durante o sono NREM em comparação com a vigília (White DP, 1986).

A resistência das vias aéreas superiores na SAHOS parece ser influenciada pela intensidade do impulso respiratório central (Series et al., 1989). Em níveis específicos de impulso respiratório pós-hiperventilação, uma diminuição semelhante do impulso respiratório central leva a um maior aumento da resistência faríngea nos doentes com SAHOS do que nos indivíduos normais, o que não é explicado por diferenças de peso e idade (Series et al., 1989).

Os doentes com SAHOS eucápnica têm tido uma resposta ventilatória hipercápnica em vigília normal (Kryger et al., 1974) ou reduzida (Gold et al.,

1993), enquanto os doentes obesos com SAHOS e hipercapnia diurna têm respostas ventilatórias reduzidas em vigília à hipercapnia (Garay et al., 1981). A maior parte dos doentes com SAHOS são eucápnicos e demonstram um aumento da ventilação após as apneias, com o volume corrente das respirações a atingir o dobro do volume das respirações que precedem as apneias, ao passo que os doentes hipercápnicos não apresentam este "fenómeno de respiração grande" (Garay et al., 1981). Num outro estudo, as respostas ventilatórias hipercápnicas em pacientes obesos com SAHOS e em pacientes com hiperventilação por obesidade foram significativamente mais baixas do que em indivíduos normais não obesos sujeitos a uma carga de massa abdominal e em indivíduos sem SAHOS (Lopata M e Onal E, 1982). No entanto, a média das respostas EMG do DIA neste estudo mostra que a obesidade pode estar associada a um acoplamento neuromuscular respiratório deficiente, o que, por sua vez, pode prejudicar a transferência do impulso ventilatório para a contração muscular (Lopata M e Onal E, 1982). Assim, a ventilação pode ser um parâmetro inadequado para avaliar o impulso respiratório central nestes doentes, e é provável que as respostas significativas (*P=0,1*) dêem uma melhor indicação do impulso respiratório central em indivíduos obesos.

É incerto se a redução observada no impulso químico é um defeito primário (El Bayadi et al., 1990), ou secundário à apneia do sono, como sugerido por alguma melhoria na resposta ventilatória ao CO2 em pacientes com SAHOS hipercápnica após terapia nCPAP de longo prazo (Berthon-Jones et al., 1987).

5.1.6.2 Periodicidade do acionamento central

A variabilidade no tempo dos músculos inspiratórios em doentes com SAHOS pode resultar da periodicidade do controlador respiratório central (Hudgel et al., 1990). Durante a parte hipopnóica do ciclo respiratório periódico, quando o impulso ventilatório é baixo, tanto a amplitude relativa como o tempo relativo da atividade inspiratória dos músculos das vias aéreas superiores e da parede torácica favorecem a oclusão das vias aéreas superiores, uma vez que há uma maior queda na amplitude da EMG dos músculos das vias aéreas superiores do que a EMG do diafragma, e a pré-ativação normal da EMG das vias aéreas superiores não é aparente (Deegan et al., 1995). Por outro lado, uma apneia obstrutiva termina quando o impulso para os músculos das vias aéreas superiores é estimulado de tal forma que a magnitude do aumento da atividade dos músculos dilatadores das vias aéreas superiores excede a dos músculos respiratórios, permitindo a abertura das vias aéreas superiores e a retoma do fluxo de ar (Deegan et al., 1995).

Além disso, a resistência pulmonar total pode duplicar no período que vai desde imediatamente após uma oclusão das vias aéreas superiores até imediatamente antes da oclusão seguinte (Martin et al., 1980).

Observa-se um limiar de tensão arterial de dióxido de carbono (Pa, CO2) muito acima do nível eupnóico para a estimulação do músculo GG durante todas as fases do sono e da vigília, enquanto o DIA mostra uma atividade aumentada mesmo em graus menores de hipercapnia (Parisi et al., 1987).

A manutenção da respiração rítmica em hipoxia depende do estado neuro-fisiológico do sistema nervoso central (SNC) superior (Berssenbrugge et al., 1983). A hipóxia provoca uma respiração periódica durante todas as fases do sono NREM, e a apneia é produzida quando o CO2 expirado é reduzido em 1-3 mmHg abaixo dos níveis da respiração espontânea em vigília, estando a duração da apneia positivamente correlacionada com a magnitude da hipocapnia. Estes resultados apontam para um limiar apneico altamente sensível dependente do CO2 durante o sono NREM. Foi proposto que a combinação do aumento do "ganho" dos quimiorreceptores periféricos em hipoxia, juntamente com o limiar apneico induzido pela hipocapnia no sono NREM, fornece a base para a ocorrência inicial de apneia, para além da hiperventilação que se segue imediatamente ao fim da apneia. Esta hiperventilação conduz subsequentemente à hipocapnia, que predispõe a uma nova apneia e contribui para a natureza auto-sustentada da respiração periódica (Berssenbrugge et al., 1983).

5.1.6.3 Resposta à carga respiratória

Os limiares de deteção de cargas resistivas durante a vigília são significativamente mais elevados nos doentes com SAHOS do que nos indivíduos do grupo de controlo, e o grau de deficiência na deteção de cargas está correlacionado com a gravidade da SAHOS (McNicholas WT e Fitzgerald MX, 1984). Foi observada uma correlação negativa significativa entre a resposta ventilatória em vigília à hipercapnia e o limiar de deteção de carga, tanto nos doentes como nos indivíduos do grupo de controlo. Além disso, uma vez que a compensação da carga inspiratória em vigília em doentes com SAHOS é normalizada após um período de tratamento com nCPAP, esta deficiência pode ser uma consequência reversível, e não uma causa, da SAHOS (Greenberg HE e Scharf S, 1993).

Se os factores conscientes são importantes na compensação da carga ventilatória, então a perda destas influências com o início do sono pode resultar numa resposta inadequada. Indivíduos normais podem compensar totalmente cargas externas sensíveis (Iber et al., 1982; Santiago et al., 1981; Wiegand et al., 1988) e cargas externas elásticas (Wilson et al., 1984) durante a vigília por meio de ajustes imediatos no tempo ventilatório, e a ventilação por minuto é mantida nos níveis de pré-carga. Durante o sono NREM, no entanto, há uma queda imediata na ventilação por minuto após a aplicação da carga, em grande parte devido a uma redução no volume corrente. Esta queda torna-se menos acentuada com o tempo devido a um aumento da (Pa, CO2) que resulta num aumento do esforço ventilatório (Wilson et al., 1984).

No entanto, especula-se que esta falta de aumento do impulso respiratório, quando ocorre uma oclusão parcial das vias aéreas durante o sono, pode permitir o movimento da língua para a frente, em vez de a língua ser sugada para trás, para a faringe, pelas pressões de sucção mais elevadas geradas com um maior esforço respiratório. Este equilíbrio de forças pode impedir a progressão da obstrução parcial para a obstrução completa das vias aéreas superiores (Santiago et al., 1981).

Pensa-se que outro fator na compensação da carga ventilatória é um reflexo com origem nos músculos respiratórios que estão em fadiga e/ou a desenvolver uma pressão intra-torácica elevada. A informação neural destes músculos respiratórios é enviada para o centro respiratório, que por sua vez pode modular a saída de modo a que os músculos respiratórios sejam descarregados. Durante uma apneia obstrutiva, pode ocorrer um padrão respiratório fatigante (Guilleminault C, 1980), em que cada esforço inspiratório oclusivo está associado a um aumento do índice de tempo de tensão do diafragma. Quando este índice atinge ou ultrapassa o limiar de fadiga, pode ocorrer a excitação, seguida da abertura das vias aéreas superiores (Vincken et al., 1987; Kimoff et al., 1994). Assim, a abertura das vias aéreas pode ser desencadeada por um reflexo protetor com origem na laringe ou nos músculos inspiratórios, ao atingir um determinado grau de contração.

Se a perceção da oclusão das vias aéreas superiores durante o sono, por mecanorreceptores ou músculos inspiratórios, estiver envolvida na resposta de excitação que termina cada evento apnéico, poder-se-ia argumentar que a elevação do limiar de deteção de carga poderia contribuir para o prolongamento das apneias do sono e resultar num grau mais grave de asfixia. No entanto, a ausência de prolongamento da apneia com anestesia tópica em indivíduos normais (McNicholas et al., 1987), roncadores ruidosos (Chadwick et al., 1991). Pacientes com SAHOS (Deegan et al., 1993) poderiam argumentar contra a possibilidade de aumento da duração das apnéias devido à redução da deteção da pressão nas vias aéreas superiores, embora outro relatório preliminar tenha indicado o prolongamento do episódio apnéico com essa anestesia em pacientes com SAHOS (Berry et al., 1993).

5.1.6.3.1 Retenção da respiração ventilatória

Existem vários factores químicos e mecânicos que afectam a duração da contenção voluntária da respiração, uma manobra que estimula algumas caraterísticas de uma apneia obstrutiva (Godfrey et al., 1968). Estes factores incluem a hipoxemia e a hipercapnia, que encurtam o tempo máximo de retenção da respiração. A hiperventilação prolonga o tempo de retenção da respiração ao diminuir a (Pa, CO2) inicial. Além disso, se forem efectuadas algumas respirações de um gás que não altere a (Pa, CO2) no ponto de rutura de um limiar, o indivíduo poderá retomar a retenção da respiração. Assim, a sensação desagradável sentida quando se atinge o ponto de rutura não se deve apenas à hipercapnia (Godfrey et al., 1968).

Noutro estudo, as contracções involuntárias dos músculos respiratórios (registadas como ondas de pressão negativa) foram encontradas na maioria dos indivíduos durante a retenção da respiração e aumentaram em amplitude e frequência ao longo do tempo de retenção da respiração (Whitelaw et al., 1981). Os declives das ondas de pressão (*dP* / dt) durante a contenção da respiração foram superiores aos registados nos mesmos indivíduos, ao mesmo nível de CO2, durante a reinalação. Este facto sugere que a resposta se deve, em parte, a uma série de outros possíveis estímulos não químicos (Whitelaw et al., 1981).

5.1.6.3.2 Efeito da suplementação de oxigénio

O papel da dessaturação de O2 na fisiopatologia da SAHOS pode ser avaliado indiretamente através da observação dos efeitos da suplementação de O2. O oxigénio noturno melhora (Sa, O2) em doentes com distúrbios respiratórios do sono (Phillips et al., 1990), mas não há provas objectivas de qualquer melhoria da sonolência diurna (Gold et al., 1986), embora alguns doentes refiram um maior estado de alerta.

A administração de 100% de O2 de forma aguda (Martin et al., 1982), e O2 a 4L. min^{-1} durante toda a noite (Alford et al., 1986), elimina (Martin et al., 1982) ou reduz (Alford et al., 1986) a bradicardia associada à apneia do sono. O oxigénio suplementar aumenta a duração das apneias e hipopneias (Gold et al., 1986), bem como aumenta (Pa, CO2), o que resulta num pH mais baixo no final dos eventos apnéicos (Gold et al., 1986; Alford et al., 1986). O oxigénio suplementar pode reduzir a frequência da apneia, possivelmente através da redução da hiperventilação pós-apneia e da estabilização do impulso ventilatório (Gold et al., 1986).

5.1.7 Excitação

5.1.7.1 Respostas de excitação afectadas

O despertar do sono em homens normais é acompanhado por uma queda imediata da resistência das vias aéreas superiores para os valores de vigília (Wiegand et al., 1989), ao passo que se acredita que a cessação de uma apneia obstrutiva depende fortemente do despertar (Issa et al., 1984). Assim, os mecanismos de excitação podem ter um papel importante a desempenhar na fisiopatologia da SAHOS (Phillipson EA e Sullivan CE, 1978). Em indivíduos normais, quando o alívio da oclusão das vias aéreas superiores é acompanhado de excitação, verifica-se uma diminuição da resistência faríngea e uma diminuição da tensão final de dióxido de carbono (PET, CO2) devido à hiperventilação (Nolan et al., 1993). No entanto, quando não ocorre qualquer excitação, a hiperventilação é obtusa e tanto a (PET, CO2) como a resistência faríngea aumentam.

Em pacientes com SAHOS, a evidência de despertar geralmente precede ou coincide com o aumento preferencial do tónus das vias aéreas superiores que restaura a permeabilidade das vias aéreas e termina a apneia obstrutiva (Remmers et al., 1978). No entanto, os mecanismos pelos quais a oclusão das vias aéreas, a hipóxia e a hipercapnia levam ao despertar do sono permanecem pouco claros e é improvável que um único fator seja responsável pelo despertar.

Foi levantada a hipótese de que a oclusão das vias aéreas ativa os mecanorreceptores sensíveis à pressão das vias aéreas superiores e que estes desempenham um papel importante no despertar após a oclusão das vias aéreas superiores, uma vez que a oclusão nasal leva a tempos de despertar mais curtos do que as oclusões traqueais em cães adormecidos (Issa et al., 1987). A constatação de que a anestesia tópica das vias respiratórias superiores prolonga significativamente o tempo de despertar do EEG em resposta à oclusão induzida das vias respiratórias em seres humanos normais (Basner et al., 1992) também apoia um papel importante dos receptores das vias respiratórias superiores na facilitação da resposta de despertar. As respostas à estimulação de receptores irritantes são atenuadas durante o sono em comparação com a vigília, sendo o grau de estimulação laríngea e traqueobrônquica necessário para produzir excitação durante o sono REM mais elevado do que no sono de ondas lentas (SWS) (Sullivan et al., 1979 e 1978). A tosse e a contração do músculo liso em resposta a estímulos irritantes bronco-pulmonares parecem depender da excitação, e as respostas de excitação a esses estímulos são deprimidas no sono REM (Sullivan et al., 1979). Os receptores de estiramento pulmonar estimulados pela insuflação pulmonar não causam excitação, mas produzem rapidamente apneia e relaxamento do músculo liso traqueal durante o sono REM (Sullivan et al., 1979).

A oclusão total das vias aéreas durante o sono NREM em indivíduos normais é caracterizada por um aumento progressivo, respiração a respiração, da pressão de sucção antes do despertar, que é alcançado por um aumento na taxa de geração de pressão inspiratória (Issa et al., 1983). Em contraste, durante o sono REM, o despertar ocorre após uma duração mais curta de oclusão das vias aéreas do que no NREM, e o período de oclusão está associado a um padrão de respiração rápida e superficial. Esses achados são surpreendentes e contrastam com a situação clínica da SAHOS, onde as apnéias durante o sono REM tendem a ser mais longas do que durante o sono NREM. O aumento do esforço ventilatório associado à apneia obstrutiva pode também ser um fator importante que contribui para o despertar, mediado pelo feedback dos mecanorreceptores do sistema respiratório, provavelmente dos músculos respiratórios (Kimoff et al., 1994; Gleeson et al., 1990). A hipoxémia estimula receptores específicos no corpo carotídeo (Bowes et al., 1981). No entanto, foi demonstrado que a hipoxia está pouco relacionada com a excitação em seres humanos normais (Douglas et al., 1982) e em doentes com doença pulmonar obstrutiva crónica (Fleetham et al., 1982). Além disso, o aumento da resistência das vias aéreas superiores durante o sono, abaixo do limiar para apneias ou hipopneias francas, pode ainda produzir despertares breves e frequentes e sonolência diurna significativa na ausência de dessaturação de O2 (Guilleminault et al., 1993).

A hipercapnia, que ativa os receptores nas vias aéreas superiores e na medula, parece ser um estímulo muito mais potente para o despertar do que a hipoxia (Douglas et al., 1982). Em indivíduos normais, expostos a hipoxia, hipercapnia e carga resistiva inspiratória durante o sono, o despertar ocorreu em diferentes níveis de química do sangue (*Sa*, O2 e CO2), mas o esforço ventilatório de cada indivíduo foi semelhante no ponto de despertar, independentemente do estímulo (Gleeson et al., 1990). Concluiu-se, portanto, que o aumento do esforço ventilatório pode ser o estímulo para o despertar do sono, independentemente da fonte deste impulso crescente para respirar (Gleeson et al., 1990).

Atualmente, qualquer definição de excitação do sono será arbitrária, uma vez que não existe um acordo universal sobre o que constitui exatamente uma excitação. Esta dificuldade em definir o despertar está relacionada, em grande parte, com as limitações dos critérios padrão de Rechtschaffen e Kales (Rechtschaffen A e Kales A, 1968), que continuam a ser o padrão de ouro atual para o estadiamento do sono. Critérios mais recentes, baseados na análise espetral do EEG durante o sono (Salinsky et al., 1988), irão quase de certeza melhorar a capacidade de classificar a excitação, e o advento de software computorizado para análise de EEG facilitará este desenvolvimento. Um relatório preliminar, baseado na análise espetral do EEG, demonstrou que a excitação associada ao fim da apneia obstrutiva não é um acontecimento súbito que ocorre no fim da apneia, e que há provas de que a excitação parcial se desenvolve muito mais cedo durante o curso do episódio apneico (Rees et al., 1993).

A resposta de excitação não conduz normalmente a um despertar completo, mas pode provocar um aligeiramento do sono, com uma mudança de um estádio de sono mais profundo para um estádio mais elevado. Em alternativa, pode não haver uma alteração formal da fase do sono segundo a definição convencional, mas podem ocorrer breves explosões de ondas alfa no final da apneia. Estas alterações do estado/estágio do sono conduzem à fragmentação do sono, o que, por sua vez, pode agravar a SAHOS subjacente (Guilleminault C e Rosekind M, 1981).

5.1.7.2 Hiperventilação pós-pneumónica

Todos os eventos apnéicos não terminam necessariamente com um despertar do EEG, e as alterações do EEG não são essenciais para que tenha ocorrido uma resposta de despertar. No entanto, os dados acima referidos apoiam a ideia de que o despertar representa um mecanismo de proteção para restaurar a ventilação e normalizar os gases sanguíneos, sempre que a via aérea superior é ocluída. Assim, qualquer fator que interfira com o mecanismo de despertar pode levar a apneias mais profundas e prolongadas. No entanto, a excitação, por si só, pode predispor a novas apneias, devido à hiperventilação que ocorre com o alívio da oclusão das vias aéreas superiores (Nolan et al., 1993). A queda resultante em (PET, CO2) e (*Sa,* O2) predisporá a uma maior oclusão de uma via aérea superior comprometida.

Fisiopatologia integrada da SAHOS

A discussão acima indica a complexidade da fisiopatologia da SAHOS. Vários factores, que vão desde a anatomia das vias aéreas superiores até aos mecanismos centrais de controlo respiratório, interagem para produzir a síndrome clínica da SAHOS. Diferentes factores predominam em doentes individuais, mas é provável que todos os doentes com SAHOS clinicamente significativa tenham uma etiologia multifatorial, em vez de um único fator causal. O estreitamento anatómico específico das vias aéreas superiores ocorre apenas num subgrupo de doentes com SAHOS (Guilleminault et al., 1976), pelo que é provável que outros factores desempenhem um papel no desenvolvimento da síndrome clínica da SAHOS. No entanto, estes factores, tais como defeitos no controlo ventilatório e reflexos protectores das vias aéreas superiores, são menos facilmente definidos e é necessária mais investigação para elucidar o seu papel preciso na manutenção da permeabilidade das vias aéreas superiores durante o sono.

O papel dos factores centrais no desenvolvimento da SAHOS é sublinhado por relatos na literatura inicial relacionada com a SAHOS, segundo os quais o alívio bem sucedido da SAHOS através de traqueostomia é frequentemente seguido de evidência de apneia central do sono (Guilleminault C e Cummiskey J, 1982). Além disso, a divisão entre apneia central e obstrutiva do sono / síndrome de hipopneia não é tão clara como pode parecer, uma vez que muitos doentes com apneia central do sono apresentam caraterísticas clínicas mais sugestivas de SAHOS (Bradley et al., 1986), e é possível que, em alguns doentes, a oclusão das vias aéreas superiores desencadeie reflexamente uma apneia central, em vez de uma apneia obstrutiva.

Esta noção é apoiada pela constatação de que alguns doentes com apneia central do sono podem ser tratados com sucesso com nCPAP (Bradley et al., 1986).

Uma melhor compreensão dos factores que interagem entre si e que levam ao desenvolvimento de SAHOS clinicamente significativa conduzirá, esperamos, ao desenvolvimento de melhores modalidades de terapia.

A figura 3 apresenta uma ilustração esquemática da fisiopatologia integrada da SAHOS (Deegan et al., 1995). Esta ilustração sublinha a complexidade da fisiopatologia global, mas enfatiza as caraterísticas centrais, com factores que comprometem a permeabilidade das vias aéreas superiores e promovem a obstrução, por um lado, e outros factores, principalmente a excitação, que actuam para restaurar a permeabilidade das vias aéreas superiores.

Figura 4. Ilustração esquemática da fisiopatologia integrada da SAHOS

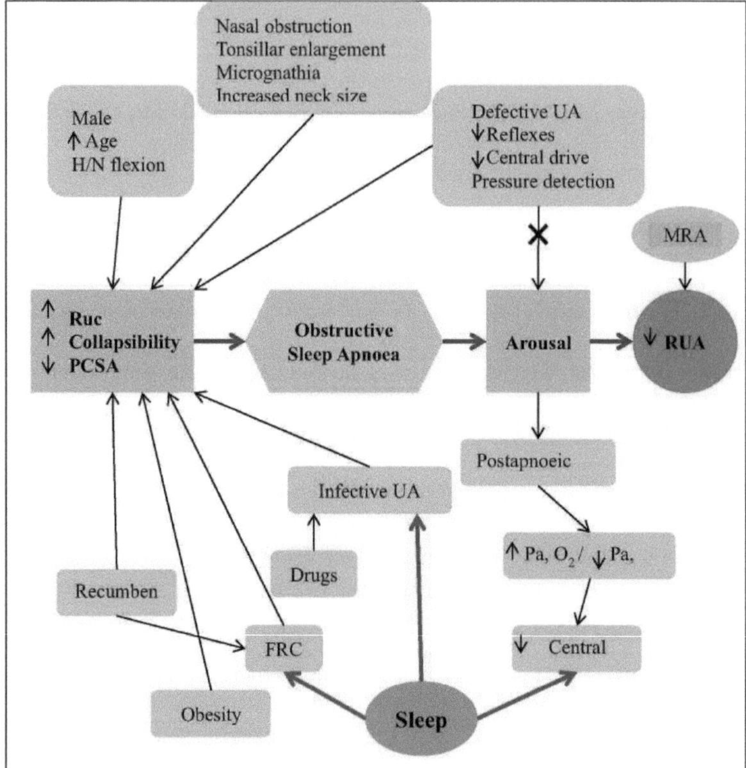

UA: Upper airway, H/N: Head and neck, *R*UA: Upper airway resistance, PCSA: Pharyngeal cross sectional area, FRC: Functional residual capacity, Pa, O_2: Arterial oxygen tension, Pa, Co_2: Arterial carbon dioxide tension, X: Impairment of arousal mechanism, MRA: Mandibular Repositioning Appliance

5.1 FACTORES ANATÓMICOS

Vários estudos cefalométricos demonstraram diferenças caraterísticas na anatomia craniofacial e nas dimensões orofaríngeas de pessoas que sofrem de SAHOS (Lyberg et al., 1989: Lowe et al., 1986: Solow et al., 1993: Jamieson et al., 1986; Tangugsorn et al., 1995; Battagel et al., 1996; Ozbek et al., 1998; Kulnis et al., 2000).

Tabela 2. Factores anatómicos

Anatomical Factors	
	Reduced cranial base length
	Reduced cranial base angle
	Increased cranio-cervical angle
	Inferiorly positioned hyoid bone
	Bimaxillary retrusion
	Increased lower facial height
	Reduced width of oropharynx
	Increased soft palate dimensions
	Increased tongue size

5.1.7 Comprimento reduzido da base do crânio

Trata-se de um achado consistente em estudos cefalométricos de indivíduos com SAHOS (Bacon et al., 1988). Como consequência lógica, os comprimentos da maxila e da faringe óssea estão diminuídos. Estas medições são confirmadas por Battagel et al. (1996), que sugere uma diminuição média do comprimento da base do crânio de cerca de 2,4 mm e identifica uma consequência das dimensões ântero-posteriores do crânio com a subsequente "Retrusão da face".

5.1.8 Ângulo da base do crânio reduzido

Isto foi detectado numa proporção significativa de indivíduos com SAHOS (Jamieson et al., 1986). Battagel et al., (1996) mediram esta diminuição (Ba-SN) como sendo aproximadamente 3,7° em indivíduos com SAHOS em comparação com os controlos. Jamieson e seus colegas levantam a hipótese de que a flexão craniana mais aguda está associada a uma posição mais baixa do hioide e ao desenvolvimento anormal dos tecidos moles da hipofaringe.

5.2.1 Aumento do ângulo crânio-cervical

De-Berry Borowiecki et al., (1988), sugerem que o crescimento anormal e as alterações patológicas na coluna cervical influenciam a postura axial e podem também afetar a posição do osso hioide e outras estruturas relacionadas. Verificou que um número significativo de doentes com SAHOS apresentava alterações distintas no corpo da vértebra cervical em comparação com os grupos de controlo. Em todos esses casos, a anormalidade apareceu como um achatamento do corpo da quarta vértebra e uma crista óssea extra na sua borda anterior. Embora Solow et al. (1993) tenham detectado um aumento do ângulo craniocervical, relacionaram-no com uma provável resposta postural à redução da permeabilidade das vias aéreas superiores, e não com uma anomalia anatómica cervical específica. Ele cita Cote (1988), que afirma que "embora nenhuma descrição formal da postura da cabeça nesta condição tenha sido feita, uma postura de cabeça estendida é geralmente reconhecida pelos clínicos como sendo uma aparência caraterística de pacientes com SAHOS". Embora o ângulo crânio-cervical pareça particularmente sensível a diferenças na metodologia de registo (Solow e Tallgren 1971), tornou-se óbvio que um aumento significativo está associado a uma redução da permeabilidade das vias aéreas superiores. De facto, Solow mediu um aumento médio de 12° , que atribuiu a uma inclinação da coluna vertebral para a frente e não a uma rotação da cabeça para cima. Isto contrasta com as suas descobertas anteriores em doentes em crescimento com hiperplasia adenoideia e outros problemas de permeabilidade das vias aéreas superiores, em que os aumentos medidos eram menores (2° média) e mediados por uma verdadeira extensão da cabeça. Isso é explicado pela necessidade de indivíduos que não estão em crescimento manterem o eixo visual na posição horizontal. Esse conceito de compensação postural para a obstrução das vias aéreas superiores está muito alinhado com a perceção anterior de que a permeabilidade das vias aéreas, ou a falta dela, pode levar a certos padrões específicos de crescimento do esqueleto facial. Mageet et al., 2015, no seu estudo de 63 cefalogramas laterais de pacientes com SAHOS, encontraram um aumento do ângulo crânio-cervical, o que mostra uma posição da cabeça para baixo e para a frente.

5.2.9 **Osso hioide posicionado inferiormente**

A posição do osso hioide tem sido relatada como sendo significativamente inferior em indivíduos com SAHOS em comparação com grupos de controlo (De-Berry Borowieki et al., 1988; Tsuchiya et al., 1992; Johns et al., 1998; Battagel et al., 2000). Em 1987, Djupesland concluiu que, "no que respeita à morfologia do esqueleto, a caraterística mais marcante nos indivíduos com SAHOS é a posição mais inferior do osso hioide. Nestes doentes, o hioide está consistentemente localizado ao nível da vértebra cervical C4-C6, em comparação com o nível C3-C4 nos controlos". Sugere que, como o hioide é uma âncora para a musculatura que compõe a língua, uma posição mais inferior do hioide resultaria numa maior massa da língua localizada ao nível da hipofaringe e, por conseguinte, a base da língua estaria numa posição mais vertical. A posição alterada do hioide tem sido sugerida por alguns como sendo estritamente vertical, sem indicações para o seu desalinhamento na dimensão antero-posterior (Kuna et al., 1988). Outros relataram uma posição ínfero-anterior (Rivlin et al., 1984), que pode envolver uma ligeira rotação.

Partinen (1988) sugere uma ligação entre a posição do hioide em relação às vértebras cervicais e a gravidade da SAHOS (em termos de RDI/AHI) e o Espaço Posterior das Vias Aéreas, (a distância medida entre a base da língua e a parede posterior da faringe).

Young JW e McDonald JP (2004) verificaram também que o osso hioide estava posicionado mais inferiormente nos doentes com SAHOS do que nos controlos.

Mageet et al., 2015, também encontraram, na sua amostra, o osso hioide posicionado inferiormente na

grupo SAHOS do que os controlos.

5.2.5 Retrusão bimaxilar

A retrusão bimaxilar ou retrognatismo da mandíbula isolada foi relatada (Jamieson et al., 1986; Tsuchiya et al., 1992) em até 42% dos indivíduos em vários estudos sobre SAHOS, e um trabalho recente realizado por Battagel JM, (1996), demonstrou reduções significativas no comprimento mandibular (redução Go-Me de até 5,9 mm), e mesmo variações entre as inclinações do plano mandibular foram contabilizadas, tendo sido obtidos resultados semelhantes. Outros estudos (De-Berry Borowieki et al., 1988) não mostraram qualquer indicação desta caraterística e temos de aceitar que, embora tenha sido frequentemente descrita uma diminuição do comprimento do corpo mandibular, esta não parece ser uma constatação universal.

Mageet et al., (2015) verificaram que a maxila era retrognática.

5.2.6 Aumento da altura da face inferior

Lowe et al., (1986); Bacon et al., (1990); Tsuchiya et al., (1992) verificaram que existe um aumento da altura facial inferior com um aumento concomitante do ângulo dos planos maxilo-mandibulares. O aumento das alturas faciais posteriores superior e inferior foi registado por Mageet et al., 2015.

5.2.7 Largura reduzida da orofaringe

Djupesland et al., (1987) verificaram uma redução de até 50% no diâmetro ao nível do palato mole. Mais recentemente, Battagel et al., (1996) verificaram que, para todas as medições, as dimensões médias das vias aéreas em indivíduos com SAHOS são aproximadamente 66% das encontradas em grupos de controlo. É interessante notar que essas dimensões são consistentemente reduzidas, independentemente de o indivíduo estar em posição ereta ou supina (Yildirim et al., 1991).

5.2.8 Aumento das dimensões do palato mole

Verificou-se que o palato mole é mais comprido (Riley et al., 1983; Jamieson et al., 1986; Bacon et al., 1988; Partinen et al., 1988; Lyberg et al., 1989), maior e está em contacto com uma área mais ampla da língua (Lyberg et al., 1989). Curiosamente, a comparação de dois grupos com distúrbios do sono (SAHOS e roncadores simples sem SAHOS) revela muito poucas diferenças significativas nas medidas cefalométricas, no entanto, o palato mole em indivíduos com SAHOS é maior e mais espesso do que em doentes que ressonam isoladamente (Battagel et al., 2000).

5.2.9 Aumento do tamanho da língua

Os dados relativos à língua são ambíguos. Enquanto Lyberg (1989) não encontrou diferenças no tamanho da língua em indivíduos com SAHOS, De-Berry-Borowieki et al., (1988) e Lowe et al., (1986b e 1991) encontraram-na significativamente maior em comparação com grupos de controlo. Entre outros, Partinen et al. (1988) sugeriram que, embora o tamanho da língua possa ser normal, muitas vezes um espaço intermaxilar reduzido significa que a área em que ela funciona é menor. Ou seja, em termos relativos, a língua está aumentada.

Lowe et al., (1986a) verificaram que os doentes com SAHOS moderada a grave tendiam a ter uma maxila e mandíbula posicionadas posteriormente, um plano oclusal íngreme, dentes maxilares e mandibulares sobre-erupcionados, incisivos proclinados, um plano mandibular íngreme, um grande ângulo goníaco, alturas faciais superiores e inferiores elevadas e uma mordida aberta anterior em associação com uma língua comprida e uma parede faríngea posicionada posteriormente (Cistulli, 1996).

A vibração do palato tem sido relatada como a causa mais importante do ronco (Ellis et al., 1993). Em situações de obstrução das vias aéreas, o bloqueio está frequentemente localizado ao nível do palato mole, mas também foi identificado noutros locais em toda a extensão da faringe (Ellis et al., 1993; Croft et al., 1991; Lugaresi et al., 1989).

Colmenro et al., (1991) encontraram a SAHOS associada a anomalias maxilofaciais, tais como anquilose da articulação temporomandibular (ATM) com micrognatia, Síndrome de Treacher Collins e Síndrome da Face Longa. A combinação de um esqueleto facial retroposicionado e dimensões orofaríngeas reduzidas, num ou mais locais entre o palato mole, a língua e a parede da faringe, explica em parte a etiologia subjacente a esta condição.

CAPÍTULO 6

6. SINTOMAS CLÍNICOS

Clinicamente, os doentes apresentam uma série de caraterísticas, que podem ser consideradas típicas de

SAHOS. Estes podem ser divididos em sintomas noturnos e diurnos:

Tabela 3. Os sintomas clínicos

Nocturnal Symptoms	Snoring
	Choking
	Abnormal motor activity
	Nocturia
	Dry mouth
Diurnal (daytime) Symptoms	Hypersomnolence (excessive daytime sleepiness)
	Depression and psychological dysfunction
	Headaches
	Sexual problems (Decreased lipido)
	Impaired concentration
	Renal failure

6.1 Sintomas noturnos

6.1.7 Ressonar

O problema noturno mais óbvio é o ressonar alto, embora este seja frequentemente mais um dilema para o resto da família do que para o próprio indivíduo. Um padrão caraterístico da SAHOS é o ressonar alto com roncos associados, interrompido por episódios de silêncio (episódios apneicos) e que se interrompe subitamente quando o ar entra finalmente nos pulmões (Guilleminault C et al., 1976; Kales A et al., 1985). Embora uma grande percentagem de indivíduos com SAHOS ressone, a maioria das pessoas que ressonam não tem SAHOS (Battagel J, 1996). Uma percentagem significativa destas pessoas que ressonam sofre de SAHOS (Lowe et al., 1992). Woodhead et al., (1991), correlacionaram factores com a SAHOS como o ressonar excessivamente alto, a diminuição do O2, a orofaringe estreita, a obesidade acentuada e o aumento da dimensão do pescoço.

O ressonar foi outrora considerado inofensivo (Kleitman N, 1963), mas atualmente sugere-se que é indicativo de um problema clínico significativo, cujas consequências médicas vão desde a ausência de debilitação física até à incapacidade de prosperar (Loughlin GM, 1992; Marcus et al., 1994). Estima-se que cerca de 70% dos adultos com SAHOS ressonavam durante a infância (Guilleminault C e Dement WC, 1978). As pessoas com SAHOS correm um risco acrescido de sofrer de hipertensão, doenças cardiovasculares, doenças cerebrovasculares e perturbações funcionais causadas pela sonolência (Guilleminault C, Dement WC, 1978; Koskenvuo et al., 1985; Hoffstein V e Mateika S, 1994; Ulfberg et al., 1996; Young et al., 1996).

Estudos epidemiológicos sobre o ressonar habitual em crianças sugerem uma prevalência entre 7% e 12% (Ali et al., 1993 e 1994; Owen et al., 1996; Corbo et al., 1989). As crianças que ressonam são, alegadamente, respiradoras bucais (Owen et al., 1996; Carroll et al., 1995) ou têm um sono agitado (Ali et al., 1993 e 1994; Owen et al., 1996), têm sonolência diurna excessiva (Ali et al., 1993 e 1994), são hiperactivas (Ali et al., 1993 e 1994), têm uma audição mais fraca (Owen et al., 1996) e apresentam adenoidectomia prévia e amígdalas aumentadas (Nieminen et al., 1997). Embora o ressonar tenha sido relatado como um achado comum em crianças com SAHOS sintomática, (Nieminen et al., 1997; Westbrook PR, 1983; Brouillette et al., 1982; Gastaut et al., 1966; Lugaresi et al., 1978; Bacon et al.,

1990) apenas um subgrupo de crianças que ressonam habitualmente tem SAHOS (Carroll et al., 1995).

Os factores genéticos e ambientais influenciam o ressonar, e muitos estudos apoiam uma origem anatómica (Bacon et al., 1990; Isono et al., 1996). O flutter palatal tem sido relatado como a causa mais importante do ronco (Ellis et al., 1993). Em situações de obstrução das vias aéreas, o bloqueio está frequentemente localizado ao nível do palato mole, mas também foi identificado noutros locais em toda a extensão da faringe (Ellis et al., 1993; Croft CB e Pringle M 1991; Lugaresi et al., 1989).

6.1.2 Engasgamento

Uma sensação de asfixia ou de dispneia que interrompe o sono é referida por 18% a 31% dos doentes (Coverdale SGM et al., 1980; Kales A et al., 1985; Maislin G et al., 1995). Durante os episódios de obstrução das vias aéreas superiores, esforços inspiratórios progressivamente mais vigorosos levam a oscilações mais negativas da pressão intratorácica, com um aumento do retorno venoso. Este facto pode aumentar a pressão capilar pulmonar em cunha e contribuir para a sensação de dispneia (Buda AJ et al., 1981). A dispneia nocturna da SAHOS costuma resolver-se rapidamente ao acordar, ao passo que a dispneia paroxística nocturna, caraterística dos doentes com insuficiência cardíaca congestiva, demora muito mais tempo a resolver-se.

6.1.3 Atividade motora anormal

Cerca de metade dos doentes com SAHOS referem um sono agitado (reviravoltas) e diaforese, geralmente no pescoço e na zona superior do tórax (Coverdale SGM et al., 1980; Maislin G et al., 1995), e movimentos involuntários das pernas durante o sono (Johal A, 1998). Estes sintomas estão provavelmente relacionados com o aumento dos esforços respiratórios durante os períodos de obstrução das vias aéreas superiores.

6.1.4 Noctúria

A noctúria é um sintoma relativamente comum na SAHOS (Hoffestein V e Szalai JP, 1993). Vinte e oito por cento (28%) dos doentes com SAHOS relataram 4-7 idas à casa de banho por noite (Hajduk IA et al., 2003). O aumento das pressões intra-abdominais, a confusão associada aos despertares e o aumento da secreção do péptido natriurético atrial foram propostos como factores que contribuem para a noctúria (Krieger J et al., 1989).

6.1.5 Boca seca

Cerca de 74% dos doentes com SAHOS referem boca seca e necessidade de beber água de manhã ou durante a noite (Kales A et al., 1985). A sialorreia ocorre em 36% (Kales A et al., 1985). Estes sintomas são provavelmente o resultado da respiração bucal, comum em pacientes com SAHOS (Ohayon MM e Roth T, 2001).

6.2 Sintomas diurnos

Os sintomas diurnos estão associados à má qualidade do sono da noite anterior;

6.2.1 Hipersonolência (Sonolência diurna excessiva)

A sonolência diurna excessiva (SDE) é um sintoma frequente em doentes com síndroma de apneia/hipopneia obstrutiva do sono (SAHOS). A má qualidade do sono noturno pode ter um efeito profundo no indivíduo durante a sua atividade diária. Ao trabalhar, os indivíduos referem frequentemente que não se sentem revigorados e que "não dormiram bem" (Johal A, 1998). Findley et al., (1988), reconheceram a constatação frequente de que, em casos extremos, os indivíduos podem adormecer se não forem física ou mentalmente estimulados. Muitas vezes, a sonolência é mais evidente para os outros no ambiente do que para os próprios indivíduos.

A condução de um automóvel representa um perigo adicional e não são raros os relatos de adormecimento ao volante (Battagel J et al., 1996). Num estudo realizado por Findley et al. (1988), 24% de um grupo de pessoas com SAHOS referiram sentir-se sonolentas durante a condução, pelo menos uma vez por semana. Aldrich MS, (1989) descobriu que 31% dos condutores com SAHOS tinham estado envolvidos num acidente de viação nos últimos 5 anos. Stradling et al., (1991) sugeriram que o ressonar, por si só, causa hipersonolência sem apneia ou hipopneia do sono associadas. A condução de camiões de longa distância e a pilotagem de aviões são ocupações que podem ser fatais (Battagel J et al., 1996).

O relatório do Royal College of Physicians of England (1993) afirma que 20-25%

dos acidentes nas auto-estradas do Reino Unido se devem ao facto de os condutores adormecerem ao volante; a SAHOS pode ter um papel muito importante na causa dos acidentes.

Sauter et al., (2000) afirmam que a sonolência diurna excessiva (SDE) é um fator de alto risco para acidentes de trabalho e de viação. Trinta doentes não tratados com diferentes níveis de gravidade da SAHOS foram estudados relativamente ao sono noturno e à SDE. O critério de gravidade foi o índice de perturbação respiratória (IDR): 15 doentes foram classificados como "moderadamente" apneicos (IDR<40), 15 como "gravemente" apneicos (IDR>40). Após a polissonografia nocturna, foram estudados os aspectos objectivos e subjectivos da SDE. Para avaliar a SDE objetiva, foram utilizados o Teste de Manutenção da Vigília (MWT) e um teste de desempenho de vigilância baseado em computador. A SDE subjectiva foi determinada utilizando a Escala de Sonolência de Stanford (SSS), a Escala de Sonolência de Epworth (ESS) e as escalas visuais analógicas de desempenho (VAS-P) e de cansaço (VAS-T). O bem-estar foi avaliado utilizando a Escala de Bem-Estar de von Zerssen (Bf-S/Bf-S'). Os doentes com apneia grave passaram mais tempo na fase 1 e menos tempo no sono de ondas lentas. As latências do MWT tenderam a ser mais curtas no grupo com apneia grave. Os testes de vigilância não revelaram diferenças entre os grupos. Os doentes com apneia moderada descreveram-se como mais prejudicados em todas as escalas subjectivas, mas apenas as pontuações SSS atingiram significância estatística. Os seus resultados sugerem que não existe uma correlação simples entre as variáveis polissonográficas e respiratórias do sono noturno, por um lado, e a extensão da SDE, por outro. Além disso, a avaliação subjectiva e objetiva da SDE não produz os mesmos resultados.

6.2.2 Depressão e disfunção psicológica

As alterações do sono, nomeadamente as perturbações do sono REM, são intrínsecas à depressão; a SAHOS causa predominantemente perturbações do sono REM (Kaplan R, 1990). O alívio dos distúrbios respiratórios e do sono ligeiros a moderados nas crianças está associado a uma melhoria do comportamento e do funcionamento psicológico (Ali et al., 1996).

Foram relatadas alterações da personalidade e comportamentos anormais como consequência da fragmentação do sono noturno e da SDE subsequente. O comportamento agressivo e irritável é típico, com níveis elevados de ansiedade, paranoia e depressão (Wright et al., 1997). Também foram registadas alucinações hipnagógicas como uma possível consequência de um estado grave de SAHOS (Wright et al., 1997).

6.2.3 Dores de cabeça

As cefaleias matinais são relatadas em cerca de metade dos doentes com SAHOS e são frequentemente descritas como monótonas e generalizadas (Kales A et al., 1985). Geralmente duram 1-2 horas e podem levar à ingestão de analgésicos. Um estudo realizado numa clínica de cefaleias concluiu que a SAHOS é a principal causa de cefaleias nocturnas ou matinais (Paiva et al., 1997).

6.2.4 Problemas sexuais

A redução do desejo sexual ou da impotência foi registada em doentes com SAHOS (Karacan et al., 1995). Um terço dos doentes refere diminuição do lipido ou impotência, que tende a melhorar com o tratamento (Kryger et al., 2005).

6.2.5 Concentração deficiente

Muitos referem incapacidade de concentração, memória fraca e desorientação temporal (Johal A, 1998), o que complica ainda mais a situação, levando a uma incapacidade de se lembrarem de coisas do quotidiano, como compromissos e números de telefone (Battagel JM, 1996). Podem também ser observadas alterações da personalidade, como agressividade, irritabilidade, ansiedade ou depressão (Kryger et al., 2005).

6.2.6 Insuficiência renal

Hui et al., (2000) estudaram doentes com insuficiência renal em fase terminal (ESRF) que, segundo consta, apresentam uma elevada prevalência de perturbações do sono, como sonolência diurna, insónia, síndrome das pernas inquietas (RLS) e síndrome da apneia/hipopneia obstrutiva do sono (OSAHS). No entanto, existem dados publicados no Sudeste Asiático. Foi aplicado um questionário sobre o sono a 201 doentes (103 homens) no ambulatório de diálise peritoneal ambulatória contínua (CAPD) para avaliar os problemas de sono. Os doentes tinham uma idade média de 56,7 ± 12 (DP) anos, com um índice de massa corporal (IMC) médio de 23,6 ± 3,5 kg/m (2). A sonolência diurna foi o sintoma mais frequente (77,1%), e o despertar frequente ocorreu em 69% dos doentes. A insónia de início do sono e a insónia de manutenção do sono ocorreram em 73% e 60% dos doentes, respetivamente. Sessenta e dois por cento dos doentes referiram sintomas de SPI, que se correlacionaram significativamente com insónia de início do sono (*odds ratio [OR], 2,9; intervalo de confiança [IC] de 95%, 1,5 a 5,5; P = 0,001*) e insónia de manutenção do sono (*OR, 2,1; IC de 95%, 1,2 a 3,8; P = 0,014*). A prevalência da SAHOS foi estimada pela frequência dos seguintes sintomas: ronco extremamente alto, 7 pacientes (3,5%); engasgamento observado, 21 pacientes (10,5%); apneia testemunhada, 11 pacientes (5,6%); ronco e apneia testemunhada, 6 pacientes (3%); ronco disruptivo, 29 pacientes (14,4%); e ronco disruptivo e apneia testemunhada, 3 pacientes (1,5%). Este inquérito por questionário confirmou uma elevada prevalência de sonolência diurna, insónia e SPI em doentes com ESRF submetidos a CAPD, mas revelou uma prevalência relativamente baixa de SAHOS, até 14,4%, o que pode estar relacionado com o baixo IMC destes doentes com ESRF em comparação com outras populações.

Os sintomas dominantes da SAHOS são a sonolência diurna excessiva, a dificuldade de concentração e o ressonar (SIGN, 2003).

CAPÍTULO 7

7. COMPLICAÇÕES MÉDICAS

Tabela 4. Lista de complicações da SAHOS

Medical Complications	
	Hypertension
	Cardiac arrhythmias
	Coronary heart disease and left ventricular hypertrophy
	Stroke (Cerebro-vascular accidents)
	Psychotic disorders
	Mortality

7.1 Hipertensão

A pressão sanguínea e o número de doentes com hipertensão aumentaram linearmente com a gravidade da apneia do sono, conforme demonstrado pelo índice de apneia/hipopneia. A análise de regressão múltipla dos níveis de pressão arterial de todos os doentes que não estavam a tomar anti-hipertensores mostrou que a apneia era um preditor significativo da pressão arterial sistólica e diastólica após o ajuste para a idade, índice de massa corporal e sexo. A regressão logística múltipla mostrou que cada evento apneico adicional por hora de sono aumentava as probabilidades de hipertensão em cerca de 1%, ao passo que cada diminuição de 10% na saturação nocturna de oxigénio aumentava as probabilidades em 13% (Lavie P et al., 2000).

Lavie P et al. (2001) demonstraram que os doentes hipertensos com apneia do sono cuja pressão arterial responde de forma benéfica ao tratamento têm uma apneia do sono menos grave do que os doentes cuja pressão arterial permanece elevada apesar da terapia anti-hipertensiva. Uma vez que nem a obesidade nem a hipoxemia nocturna parecem ser determinantes importantes de um tratamento ineficaz, sugerimos que a hipertensão resistente pode ser causada por uma estimulação simpática intermitente frequente.

7.1.1 Hipertensão sistémica

Os aumentos de curta duração da pressão sanguínea são uma caraterística reconhecida associada às apneias nocturnas (Fletcher EC, 1995), no entanto, esses aumentos ainda não foram associados a resultados prognósticos adversos. Kales et al., (1984) encontraram uma elevada prevalência de SAHOS em pacientes hipertensos. Hirshkowitz et al., (1989) encontraram um nível mais elevado de SAHOS apenas no subgrupo de doentes hipertensos a receberem terapia medicamentosa com queixas erécteis.

Hoffstein et al., (1991) descobriram que o IAH estava positivamente associado à pressão arterial diastólica mas, em contradição, a saturação média de oxigénio também estava positivamente associada. Levinson et al., (1991) concluíram que a evidência de uma ligação entre a síndrome de apneia/hipopneia obstrutiva do sono e a hipertensão é conflituosa e, atualmente, inconclusiva.

7.1.2 Hipertensão pulmonar e insuficiência cardíaca direita

Os pacientes com SAHOS apresentaram uma alta prevalência de hipertensão pulmonar [[13] /22 (59%) e[8] /12 (67%)] (Schroeder et al., 1978; Tilkian et al., 1976). A hipertensão pulmonar (HP) e a hipoxemia diurna foram associadas quer à obstrução crónica das vias aéreas quer à obesidade grave (Apprill et al., 1991).

Kreiger et al., (1989) e Weitzenblum et al., (1988) encontraram uma prevalência de hipertensão pulmonar (pressão arterial pulmonar > 20 mmHg) em cerca de 20% dos pacientes estudados. Após análise de regressão, foi encontrada correlação significativa entre a pressão arterial pulmonar e os níveis de gases no sangue arterial (*Pa,* O2 e *Pa,* CO2) e os índices de função pulmonar.

Bradley et al., (1985) encontraram uma saturação nocturna de O2 significativamente mais baixa em seis doentes com diagnóstico clínico de insuficiência cardíaca direita, bem como índices de *Pa,* O2 e função pulmonar. Todos os seis eram fumadores e a classificação da insuficiência cardíaca é de validade incerta.

7.2 Arritmias cardíacas

As arritmias cardíacas (disritmias) são perturbações do ritmo cardíaco ou perturbações grosseiras da frequência cardíaca, geralmente causadas por lesões dos nódulos sino-atriais ou átrio-ventriculares, ou dos tecidos condutores cardíacos, por vezes por fármacos. A maioria das disritmias reduz a eficiência cardíaca e o débito cardíaco.

Shepard et al., (1985) documentaram arritmias em 74% de um grupo de doentes com SAHOS. Os doentes com apneia grave podem sofrer arritmias cardíacas associadas a uma dessaturação de oxigénio inferior a 70% (Miller WP, 1982). Foram observadas bradicardia sinusal extrema (frequência cardíaca inferior a 30), taquicardia (frequência cardíaca anormalmente rápida), paragem sinusal e bloqueio átrio-ventricular em doentes com SAHOS. Estes podem resultar em convulsões anóxicas, paragem cardíaca e morte súbita (Kryger et al., 1974).

Flemons et al., (1993a) concluíram, no entanto, que atualmente não existem provas que sugiram que os doentes com SAHOS tenham um risco acrescido de arritmias cardíacas durante o sono.

7.3 Doença coronária e hipertrofia do ventrículo esquerdo

Hedner et al., (1990) verificaram que os doentes com SAHOS tinham um índice de massa ventricular esquerda significativamente mais elevado do que os controlos (cerca de 15% mais elevado), mas não foi realizada qualquer polissonografia para diagnosticar a SAHOS e a influência de variáveis de confusão importantes foi mal avaliada. Hanly et al., (1992) não encontraram uma associação significativa, mesmo sem considerar variáveis de confusão como a idade, o tabagismo e a hipertensão.

Schmidht-Nowara (1990) estudou a associação entre o índice apneico e a doença coronária na população em geral, mas os resultados são de validade limitada. Davies et al., (1994) concluíram que não existem boas provas de que os doentes com SAHOS tenham um risco acrescido de hipertrofia ventricular esquerda, insuficiência cardíaca ou doença coronária.

7.4 AVC (acidentes vasculares cerebrais)

Os acidentes vasculares cerebrais são uma causa comum de incapacidade e morte, especialmente nos idosos (Scully C e Cawson RA, 2000).

Mohsenin V e Valor R, (1995) relataram uma diferença estatisticamente significativa no IAH entre 10 doentes com AVC hemisférico e 10 controlos correspondentes. A maior dificuldade nestas associações entre apneia do sono e AVC é distinguir o que vem primeiro como consequência ou causa.

Estima-se que os doentes com SAHOS sofrem acidentes vasculares cerebrais a uma taxa três a seis vezes superior à dos controlos (Friedlander et al., 1998). A aterosclerose da porção cervical da artéria carótida tem sido sugerida como a possível causa destes acidentes vasculares cerebrais. As lesões calcificadas são encontradas tipicamente na região de C3 e C4 (Friedlander et al., 1998). Estes ateromas são visíveis nos cefalogramas laterais e a sua prevalência foi registada em 21,3% dos doentes com SAHOS (Friedlander et al., 1998).

7.5 Perturbações psicóticas

Cada vez mais se reconhece a relação entre a SAHOS e a depressão. As alterações do sono são intrínsecas às ordens depressivas, nomeadamente no sono REM. As caraterísticas da depressão são semelhantes ou indicadas pelos sintomas da SAHOS (Kaplan R, 1990). O autor sugere que as implicações são duas - a SAHOS deve ser excluída em casos de depressão crónica ou resistente e o tratamento da SAHOS facilitará o tratamento da perturbação depressiva primária.

7.6 Mortalidade

Uma das principais questões sobre a SAHOS e o seu efeito na saúde é saber se os doentes têm um risco acrescido de mortalidade devido à doença, em comparação com a população em geral.

Gonzalez-Rothi et al. (1988) realizaram o estudo mais bem concebido, incluindo um grupo de controlo, um acompanhamento completo da amostra estudada, a validação das mortes a partir das certidões de óbito e a utilização da análise de regressão. Não houve diferença significativa na mortalidade de pacientes com SAHOS, tratados ou não tratados.

Partinen et al. (1988) verificaram que os doentes tratados de forma conservadora apresentavam um risco significativamente maior de mortalidade vascular em comparação com os doentes tratados com traqueostomia.

Bliwise et al., (1988) não encontraram uma associação significativa entre o IAH e o risco de mortalidade, sendo a idade a principal associação. Ancoli-Israel et al., (1989) encontraram uma associação significativa entre a mortalidade e o IAH nas mulheres, mas não nos homens.

Os estudos disponíveis não permitem concluir que a SAHOS esteja associada a um risco acrescido de mortalidade (Royal College of Physicians of England, 1993).

Figura 5. História Natural da SAHOS

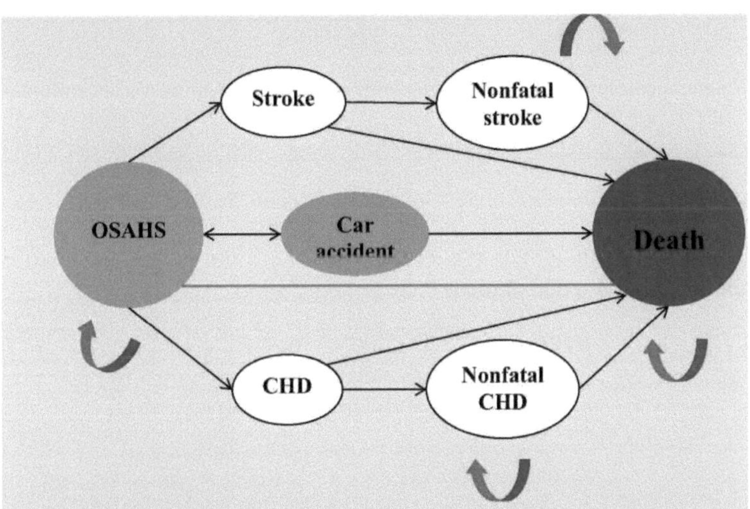

Natural history of obstructive sleep apnoea / hypopnoea syndrome (OSAHS) represented in a Markov-state diagram. Open arrows represent remaining in the same state and solid arrows transition between states. CHD: Coronary Heart Disease. *Taken from Mar et al. Eur Respir J (2003); 21: page 5*

Tabela 5. Condições associadas à apneia do sono

Oropharyngeal narrowing	1. Enlarged tonsils / adenoids
	2. Lingular hypertrophy
	3. Micrognathia
	4. Tumour
	5. Mandibular malformations
	6. Nasal septal defects
	7. Allergic nasal obstruction
	8. Vocal cord paralysis
Endocrine disorders	1. Hypothyroidism
	2. Cushing's disease
	3. Acromegally
	4. Panhypopituitarism
	5. Obesity
	6. Diabetic autonomic neuropathy
Musculo-skeletal disorders	1. Myasthenia gravis
	2. Muscular dystrophy
	3. Kyphoscoliosis
Neurological disorders	4. Brain stem infarct or tumour
	5. Encephalitis
	6. Bulbar poliomyelitis
	7. Motor neurone disease
	8. Head trauma
	9. Autonomic dysfunction (Shy-Drager)

De: Nasser S, Rees PJ. Consequences of Sleep Apnoea (Consequências da Apneia do Sono). BJCP, 1992; 46:1

CAPÍTULO 8

8. DIAGNÓSTICO

O diagnóstico clínico da SAHOS depende da identificação de vários sintomas e causas para que o tratamento possa ser direcionado adequadamente para a causa. Estes incluem:

Tabela 6. Diagnóstico clínico

History and clinical examination	History	Patient general history
		Indices
	Clinical examination	Oro-naso-maxillofacial region
		Evaluation of obesity and its distribution
Investigations	1. Cephalometric radiography	*i. Measurements of the face and the cranium*
		ii. Soft tissue measurements
		iii. The cervical spine and the hyoid bone
		iv. Oral and pharyngeal measurements
	2. Computer tomography scanning	
	3. Magnetic resonance imaging	
	4. Polysomnography	
	5. Oximetry	
	6. Fluoroscopy	
	7. Accoustic reflectance technique	
	8. Fiboptic and nasal endoscopy	
	9. Nasal capnography	
	10. Questionnaires	

8.1 História e exame clínico

Em termos de diagnóstico, uma história e um exame clínico abrangentes podem ser sugestivos de SAHOS, mas para confirmação são necessários outros exames. O exame deve incluir uma avaliação dos ouvidos, nariz e garganta, para que possam ser identificadas quaisquer obstruções físicas à respiração. A recolha da história clínica e o exame físico são os métodos mais simples utilizados para diagnosticar a SAHOS. Para uma recolha completa dos dados do historial, é essencial que o indivíduo seja acompanhado pelo seu parceiro de sono. Embora o indivíduo esteja consciente de como se sente durante o dia, é mais provável que o seu parceiro seja capaz de descrever o grau de perturbações nocturnas.

8.1.1 Histórico

A história deve incluir o resumo dos sintomas do doente e do seu parceiro, tais como ataques de asfixia, dores de cabeça matinais, reflexo gastro-esofágico, noctúria, impotência, memória fraca, concentração e alterações de humor (McNamara et al., 1993). As caraterísticas cardinais da SAHOS são, no entanto, o ressonar e a sonolência diurna (Kaplan R, 1990; McNamara et al., 1993).

Foram desenvolvidos índices para auxiliar o diagnóstico, sendo o primeiro o mais comummente utilizado.

8.1.1.1 Escala de sonolência de Epworth (ESS)

Trata-se de um questionário que foi concebido para avaliar a probabilidade de uma pessoa adormecer nas oito situações seguintes

- Sentar-se e ler;
- Ver televisão;
- Sentar-se inativo num local público (por exemplo, um teatro ou uma reunião);
- Como um passageiro sentado num carro durante uma hora;
- Deitar-se para descansar à tarde;
- Sentar-se e falar com alguém;

- Sentar-se calmamente depois do almoço, sem ter consumido álcool;

- Como o condutor de um automóvel, parado durante alguns minutos no trânsito.

As pontuações vão de zero (nenhuma probabilidade) a três (grande probabilidade), sendo que um equivale a uma probabilidade baixa e dois a uma probabilidade moderada. A pontuação máxima possível é, portanto, 24. Pontuações superiores a 15 (ou seja, mais de 50%) sugerem que o indivíduo está mais sonolento do que seria considerado normal e talvez deva procurar tratamento.

Tabela 7. Escala de sonolência de Epworth

Name:

Date:

Your age: (Yr). **Your sex**: M ☐ F ☐

How likely are you to doze off or fall asleep in the situations described below in contrast to feeling just tired?

This refers to your usual way of life in recent times.

Even if you haven't done some of these things recently try to work out how they would have affected you.

Use the following scale to choose the most appropriate number for each situation:-

0 = would never doze,
1 = Slight chance of dozing,
2 = Moderate chance of dozing,
3 = High chance of dozing

Situation Chance of dozing

1. Sitting and reading.. ☐
2. Watching TV.. ☐
3. Sitting, inactive in a public place (e.g. a theatre or a meeting)...... ☐
4. As a passenger in a car for an hour without a break................. ☐
5. Lying down to rest in the afternoon when circumstances permit ☐
6. Sitting and talking to someone.. ☐
7. Sitting quietly after a lunch without alcohol.......................... ☐
8. In a car, while stopped for a few minutes in the traffic............. ☐

Total... ☐

Score:
0-10 Normal range
10-12 Borderline
12-24 Abnormal

8.1.1.2 Índice de apneia / hipopneia (IAH)

Calcula-se o número de apneias e hipopneias dividido pelas horas de sono, sendo que um valor "entre" 5 e 10 é o limite superior do normal (He et al., 1988).

8.1.1.3 Teste do sono de latência múltipla (MLST)

Trata-se de uma medida da capacidade de permanecer acordado, raramente utilizada.

8.1.1.4 Loops de caudal - volume

Sanders et al., (1981) referiram pela primeira vez que as curvas de fluxo-volume poderiam ser úteis na identificação da SAHOS. Um padrão em dente de serra, definido como três ou mais picos e depressões consecutivos de configuração semelhante que ocorrem em intervalos regulares não superiores a 300 cc "durante a metade média da capacidade vital na expiração, na inspiração ou em ambas", foi considerado indicativo de obstrução variável das vias aéreas extra-torácicas. No entanto, outros estudos que utilizaram esta técnica (Riley et al., 1983; Tammelin et al., 1983) deram resultados falsos para a SAHOS. Parece que as curvas de fluxo-volume parecem estar correlacionadas com a quantidade de infiltração de gordura nas vias aéreas superiores em indivíduos obesos - um fenómeno que está associado à SAHOS - em vez de fazer parte integrante da própria SAHOS.

8.1.1.5 O índice de sono REM

O índice de sono de movimento rápido dos olhos indica o número de eventos respiratórios anormais por unidade de tempo de sono REM.

8.1.1.6 Índices das medições da saturação de oxigénio

Um deles mede o número de eventos com saturação abaixo de um determinado nível de oxigénio (<90%, 80%, 70%); outro mede a quantidade de tempo adormecido abaixo de um nível específico de saturação de oxigénio. De um modo geral, estes índices são úteis para determinar a gravidade do problema inicial do doente e a eficácia do tratamento ou do tratamento escolhido.

8.1.1.7 Índice de arritmias cardíacas

Este índice indica o número de arritmias por hora de sono, independentemente do tipo.

8.1.1.8 Ensaios adicionais

Uma vez estabelecido o diagnóstico de SAHOS, um hemograma completo pode revelar policitemia secundária. Os electrólitos séricos podem também revelar retenção de bicarbonato devido à retenção de dióxido de carbono. Podem ser considerados estudos da tiroide, para excluir o hipotiroidismo como fator etiológico.

8.1.2 Exame clínico

8.1.2.1 Região oro-naso-maxilo-facial

O doente deve ser examinado na posição supina, bem como sentado ou de pé. Na ausência de qualquer malformação maxilofacial, a presença ou ausência de dentaduras e outras próteses deve ser identificada e a sobressaliência deve ser registada. É indicada uma avaliação dos ouvidos, nariz e garganta para identificar quaisquer obstruções físicas óbvias à respiração, tais como desvio do septo, hipertrofia dos cornetos e/ou pólipos nasais ou aumento das amígdalas.

Outros factores sobre os quais a nossa atenção deve incidir incluem:

- Tamanho, cor e consistência do revestimento da língua.
- Presença ou ausência de edema faríngeo ou coloração anormal da faringe.
- Aspeto do palato mole e tamanho, comprimento e posição da úvula.
- Aspectos das narinas, incluindo a morfologia e a colapsabilidade da narina durante a inspiração em posição supina.
- Evidência de traumatismo.

8.1.2.2 Avaliação da obesidade e da sua distribuição

A altura e o peso são registados e utilizados para calcular o índice de massa corporal (IMC) do indivíduo. Este é calculado como o peso (Wt) em quilos dividido pelo quadrado da altura (Ht^2) em metros.

$$BMI = \frac{Wt\,(kg)}{Ht^2\,(m)}$$

Considera-se que o intervalo normal do índice de massa corporal (IMC) se situa entre 20 e 25. Os indivíduos com um IMC superior a 25 têm excesso de peso, ao passo que aqueles cujo índice é superior a 30 são obesos (Davies et al., 1990 e 1992; Battagel et al., 1996).

A infiltração de gordura à volta do pescoço também deve ser investigada e, normalmente, é utilizada uma simples medição do perímetro do pescoço para refletir a obesidade na região das vias aéreas superiores. O perímetro do pescoço

(PCN) é medido ao nível da membrana cricotiroideia. A percentagem do tamanho previsto para o pescoço (PPNC) permite compensar o aumento do perímetro do pescoço que se espera estar associado ao aumento da altura (Davies et al., 1990).

$$\text{PPNC} = \frac{100 \text{ x Neck circumference (mm)}}{[0.55 \text{ x height (cm)}] + 310}$$

A infiltração de gordura no pescoço limitará o reflexo "normal" da mandíbula e a posição da língua durante o sono, e diminuirá subsequentemente o espaço faríngeo. É importante notar que a NC se correlaciona com várias variáveis cefalográficas posteriores, e correlaciona-se melhor com a apneia do que o IMC (Davies et al., 1992).

A distribuição da pressão atmosférica sobre os tecidos do corpo difere de uma posição erecta para uma posição supina. Por conseguinte, o paciente deve ser observado na posição supina associada ao sono, para determinar se o abdómen adopta um aspeto em forma de pera, o que está associado a restrição, que subsequentemente conduz a alterações prejudiciais nos gases sanguíneos.

8.2 INQUÉRITOS

8.2.1 Radiografia cefalométrica

Vários investigadores têm utilizado radiografias cefalométricas laterais na tentativa de identificar parâmetros morfológicos que possam ser caraterísticos da SAHOS.

8.2.1.1 Medições da face e do crânio

A base do crânio pode ser curta (Bacon et al., 1988) e o ângulo da base do crânio pode ser reduzido (Jamieson et al., 1986). Battagel et al., (1996) relataram que o ângulo da base do crânio (Ba-SN) era significativamente menor (3,7°) em indivíduos com SAHOS e o comprimento da base anterior do crânio era reduzido (2,4 mm). Isso indica um encurtamento da dimensão ântero-posterior do crânio e, portanto, uma face mais retruída.

Rivlin et al., (1984), relataram uma diminuição no comprimento do corpo mandibular. Battagel et al., (1996), encontraram redução do comprimento do corpo mandibular (Go-Me) em 5,9 mm no grupo SAHOS *(P* = 0,002). Registando esta distância no plano horizontal, para ter em conta as variações da inclinação do plano mandibular, foram encontradas as mesmas diferenças. A distância gônio-mentoniana foi 6,6 mm menor e a distância gônio-ponto B foi 5,6 mm menor nos indivíduos apnéicos.

Foram registadas retrusões bimaxilares (Lowe et al., 1986a; De Berry-Borowiecki et al., 1988) ou retrognatismo da mandíbula isolada (Jamieson et al., 1986; Tsuchiya et al., 1992). Battagel et al., (1996) verificaram que o comprimento do espaço intermaxilar - a distância entre a parede posterior da faringe e a face lingual do incisivo inferior ao nível do plano oclusal - era 5,7 mm menor nos indivíduos com SAHOS (*P=0*,001). A área do espaço intermaxilar também foi reduzida, em 4,1cm^2 , indicando uma falta de compensação vertical para o desenvolvimento ântero-posterior diminuído.

8.2.1.2 Medições dos tecidos moles

O palato mole é mais longo (Jamieson et al., 1986; Bacon et al., 1988), maior e está em contacto com uma área mais ampla da língua nos indivíduos com SAHOS (Lyberg et al., 1989). Enquanto Lyberg et al., (1989) não encontraram diferenças no tamanho da língua em indivíduos com SAHOS, De Barry-Borowiecki et al., (1988) encontraram-na significativamente maior do que no controlo.

Pracharktam et al., (1994) concluíram que, embora a língua não fosse maior no seu grupo de doentes com SAHOS, o espaço em que tinha de funcionar era reduzido.

8.2.1.3 A coluna cervical e o osso hioide

Battagel et al., (1996) verificaram que a distância da C2 (2nd vértebra cervical) a uma perpendicular caída de S (ponto médio da Sella tursica) era significativamente menor (3,6 mm) em indivíduos com SAHOS. A avaliação do ângulo crânio-cervical revelou que este estava aumentado (Solow et al., 1993).

A posição do osso hioide tem sido considerada mais inferior ao normal em relação ao plano mandibular (Jamieson et al., 1986; Partinen et al., 1988).

Young JW e McDonald JP, (2004) identificaram uma correlação estatisticamente significativa entre a posição vertical do osso hioide e a gravidade do (IAH) da condição de SAHOS. A distância vertical entre o osso hioide e o S (ponto médio da Sella tursica) na base anterior do crânio demonstra a maior correlação com a gravidade da SAHOS (IAH). As suas evidências sugerem uma possível sobrecarga do sistema postural associada aos esforços para manter a manutenção das vias aéreas superiores (reflectida pela posição do osso hioide) quando a gravidade da SAHOS (IAH) atinge valores extremos (>100).

É aparente uma diferença estatisticamente significativa numa distância entre a sela e o hioide de aproximadamente 120 mm, entre os indivíduos que se considera sofrerem de uma forma ligeira a moderada da condição de SAHOS e que são subsequentemente encaminhados para tratamento por ARM (<120), e aqueles que se considera sofrerem de uma forma grave da condição (>120). Propõe-se que a medição linear tenha valor clínico em termos da sua aplicação na triagem diagnóstica e nas decisões de tratamento subsequentes. (Young JW, McDonald JP, 2004).

8.2.1.4 Medições orais e faríngeas

Battagel et al., (1996) verificaram que as medições efectuadas nos quatro níveis da via aérea pós-palatal, desde o limite superior da orofaringe até à ponta da úvula, apresentavam elevados graus de diferenças estatísticas entre os grupos de doentes com SAHOS e os grupos de controlo. Essas diferenças foram maiores ($P=0{,}001$) na região de maior espessura do palato mole, ao nível da ponta do incisivo inferior e na zona de máxima protrusão do palato mole na via aérea. Para todas as medidas, a média das dimensões da via aérea dos indivíduos com SAHOS foi aproximadamente 66% da média dos indivíduos do grupo de controlo. Na área pós-lingual, pelo contrário, a diferença no tamanho da via aérea entre os dois grupos foi muito menor (Battagel et al., 1996). As dimensões da faringe são consistentemente relatadas como sendo reduzidas, quer o sujeito tenha sido investigado na posição vertical ou supina (Yildirim et al., 1991).

Figura 6. Análise Cefalométrica Lateral

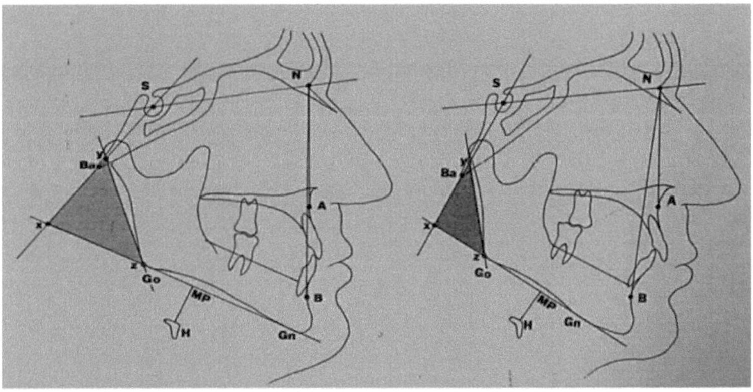

[Sujeito normal (esquerda) e sujeito com SAHOS (direita)]. S, sela; N, nasion; B, supramentale; ANS, espinha nasal anterior; PNS, espinha nasal posterior; Gn, gnathion; Go, gonion; MP, plano mandibular; H, hioide; Ba, basion. Extraído de: Jamieson et al. Sono 1986; p.472

Anomalias craniofaciais altamente significativas foram encontradas na faringe superior e inferior em pacientes jovens com SAHOS. Estas incluem uma altura média da face significativamente aumentada, um espaço estreito nas vias respiratórias médias, um ângulo acentuado do plano mandibular, uma faringe alongada e um osso hioide posicionado inferiormente (Johns et al., 1998). Verificou-se também que os doentes com SAHOS apresentavam múltiplos locais de anomalia tanto na faringe superior como na inferior, o que pode sugerir que um único modo de tratamento, como a cirurgia palatina, pode não ser o tratamento adequado para estes doentes.

Lowe AA e Fleetham JA, (1991) avaliaram se as medições de filmes cefalométricos laterais da cabeça são preditores exactos destas estruturas dimensionais de TC. Os volumes da língua, da nasofaringe e do palato mole foram previstos com exatidão pelas suas áreas de secção transversal, mas os volumes da orofaringe e da hipofaringe não o foram. Assim, sugeriram que o cefalograma pode ser útil para estimar o volume da língua, da nasofaringe e do palato mole, mas os métodos de TC e RM foram superiores para calcular o volume da orofaringe e da hipofaringe.

Riley et al. (1987) também reconheceram as limitações do uso de uma radiografia bidimensional para avaliar uma área tridimensional. Encontraram uma correlação estatisticamente significativa entre o espaço da via aérea faríngea medido por cefalometria e o volume da via aérea faríngea. A cefalometria póstero-anterior pode acrescentar uma terceira dimensão à informação do cefalograma lateral para avaliar a forma, o tamanho e a posição dos cornetos e qualquer desvio aparente do septo.

Vários estudos utilizaram a cefalometria para examinar as diferenças anatómicas em indivíduos que ressonam e apneicos (Bacon et al., 1990; Nelson S e Hans, M 1997; Zucconi et al., 1992 e 1993; Maltais et al., 1991; Partinen et al., 1988). Mais frequentemente, as radiografias cefalométricas de adultos com apneia foram comparadas com radiografias de adultos não apneicos. A tendência foi para os adultos apneicos apresentarem um aumento da distância entre o plano hioide e o plano mandibular (H-MP), palatos moles mais longos, uma diminuição da dimensão sagital da base do crânio e vias aéreas posteriores mais estreitas.

Poucos estudos investigaram as diferenças nos factores cefalométricos em crianças. Um estudo japonês (Shintani et al., 1992) verificou que as crianças com apneia tinham um hioide posicionado inferiormente. Nos apneicos mais graves, as crianças apresentavam adenóides aumentadas e vias aéreas estreitas.

Um estudo italiano (Zucconi et al., 1999) referiu que as crianças que ressonavam habitualmente, com apneia e hipertrofia adenotonsilar, apresentavam um aumento dos ângulos intermaxilares cranio-mandibulares, goníaco inferior e superior com retroposicionamento e rotação posterior da mandíbula (face de ângulo elevado), juntamente com uma redução do espaço nasal posterior das vias aéreas devido ao aumento dos adenóides. A maioria dos relatos anteriores utilizou uma amostra de crianças com suspeita de SAHOS, que foram encaminhadas para o Centro de Distúrbios do Sono ou para o Departamento de Otorrinolaringologia. Randall et al., (2000) relataram que existem diferenças craniofaciais entre crianças que roncam e crianças que não roncam. Os seus resultados manifestam uma dimensão antero-posterior significativamente mais estreita da faringe nas larguras superior e mais estreita. As crianças roncadoras também apresentaram uma maior distância entre o hioide e o plano mandibular. Battagel et al., (2000) estudaram 115 indivíduos. Quarenta e cinco indivíduos apresentavam síndrome de apneia/hipopneia obstrutiva do sono (SAHOS) comprovada, 46 eram roncadores simples e os restantes 24 indivíduos, sem história de doença respiratória e que não ressonavam, serviram de controlo. As radiografias foram traçadas e digitalizadas e foram feitas comparações das caraterísticas dento-esqueléticas, dos tecidos moles e da orofaringe dos três grupos. Foram também procuradas diferenças entre os indivíduos que ressonam e os que sofrem de SAHOS. Das medidas dos tecidos duros, apenas o ângulo da base do crânio e o comprimento do corpo da mandíbula apresentaram diferenças significativas entre os grupos ($P<0{,}001$ e $P<0{,}05$, respetivamente). Quando a via aérea e as estruturas associadas foram examinadas, tanto os roncadores como os indivíduos com SAHOS exibiram vias aéreas mais estreitas, áreas orofaríngeas reduzidas, palatos moles mais curtos e mais espessos e línguas maiores do que os seus homólogos do grupo de controlo. A comparação entre os dois grupos com distúrbios respiratórios do sono não mostrou diferenças em nenhuma das variáveis esqueléticas ou dentárias examinadas. No entanto, nos indivíduos com SAHOS, o palato mole era maior e mais espesso ($P<0{,}05$), as áreas lingual e orofaríngea estavam aumentadas ($P<0{,}01$ e $P<0{,}05$, respetivamente) e o hioide estava mais afastado do plano mandibular ($P<0{,}05$).

8.2.2 Tomografia computorizada

A tomografia computorizada (TC) é utilizada para obter imagens das vias respiratórias superiores. A tomografia computorizada fornece imagens de tecidos moles e duros, sendo possível a reconstrução tridimensional das principais partes do esqueleto craniofacial, dos músculos e do espaço das vias respiratórias. A exposição à radiação limita o âmbito desta técnica de exame. Como linha de base, para os equivalentes de dose radiológica efectiva típica, um ortopantomograma fornece aproximadamente 0,007 mSv (equivalente a 13 dias de radiação de fundo natural), enquanto uma TC do crânio fornece 2,0 mSv (Isaacson K e Jones M,

2001). Este facto tornaria a sua utilização de rotina para fins de diagnóstico pouco ética, a não ser que fosse possível obter informações específicas que beneficiassem o doente.

Foram observados depósitos de gordura no segmento colapsável da faringe em indivíduos com SAHOS em estudos de TC (Horner R et al., 1989).

Lowe et al., (1986b) quantificaram a interação entre as estruturas da via aérea e da língua em doentes com SAHOS através da reconstrução tridimensional de cortes de TC pré-operatórios. A maioria das constrições ocorreu na orofaringe, mas também foram observadas constrições duplas na orofaringe e na hipofaringe. As línguas grandes pareciam causar obstruções pós-operatórias das vias aéreas superiores.

8.2.3 Imagiologia de ressonância magnética

A ressonância magnética (RM) utiliza a propriedade da ressonância magnética nuclear (RMN) dos núcleos de hidrogénio na água, após excitação por uma onda de rádio, para produzir uma imagem computorizada do tecido. Trata-se de uma técnica de imagiologia não invasiva, uma vez que não é utilizada radiação ionizante. A RMN é mais eficaz na deteção de tecido necrótico, isquémia, malignidade e contraste degenerativo dos tecidos moles do que a radiografia ou a TAC (William S, 1998).

A ressonância magnética é uma técnica inovadora (Hoffman E et al., 1990) que produz imagens de alta resolução sem a utilização de radiação ionizante, o que a torna especialmente adequada para os tecidos moles. Foi utilizada para detetar pequenas alterações nas vias respiratórias superiores antes e depois da terapia com pressão positiva contínua nas vias respiratórias (CPAP) (Abbey N et al., 1989; Ryan P et al., 1995).

Figura 7. A via aérea superior

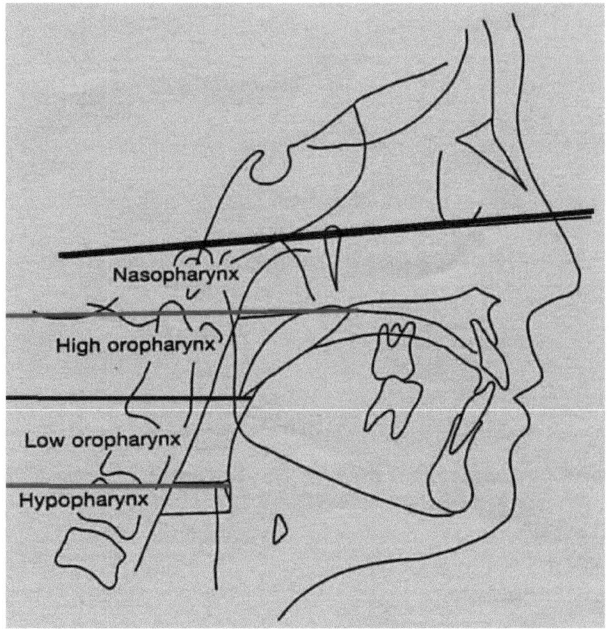

As vias aéreas superiores podem ser divididas em quatro níveis principais: nasofaringe, orofaringe alta, orofaringe baixa e hipofaringe. A **nasofaringe** foi definida como a região entre o teto da via aérea e o palato duro. O limite anterior da nasofaringe situa-se atrás do septo nasal. A orofaringe **alta** situa-se entre o palato duro e a ponta do palato mole. A **orofaringe baixa** situa-se entre a ponta do palato mole e a parte superior da epiglote. A **hipofaringe** situa-se entre o topo da epiglote e a base da epiglote.

Xue Mei et al., (1999) utilizaram a ressonância magnética para confirmar o efeito de um aparelho oral no tratamento da SAHOS. Eles descobriram que a parte mais aumentada da via aérea era a orofaringe durante a terapia com aparelho oral, embora também houvesse um aumento na hipofaringe. A orofaringe aumentou 23,7% (de 5,56 mL para 6,88 mL) e o tamanho total da faringe aumentou 13,5% (de 12,27 mL para 13,93 mL).

8.2.4 Polissonografia

A polissonografia nocturna é considerada o exame definitivo para o diagnóstico da SAHOS, permitindo ao médico distinguir entre o simples ressonar e a verdadeira síndrome de apneia hipopneia obstrutiva do sono.

O estudo é efectuado num laboratório do sono especialmente equipado e concebido para monitorizar, de forma tão não invasiva quanto possível, um certo número de variáveis enquanto o sujeito dorme;

- Tipo, frequência e duração da apneia e da hipopneia;
- Saturação de oxigénio (oximetria de pulso);
- Atividade cerebral (EEG), cardíaca (ECG), muscular (EMG) e ocular (EOG);
- Sons (ressonar e engasgar-se);
- Fluxo oral e nasal;
- Respiração abdominal e torácica.

Todas estas variáveis são registadas, bem como a posição do corpo, o estado do sono e os movimentos das pernas e do corpo. A saturação de oxigénio no sangue é continuamente observada por oximetria de pulso.

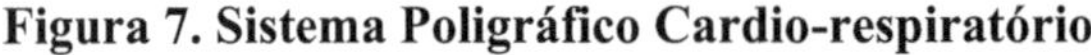

Figura 7. Sistema Poligráfico Cardio-respiratório

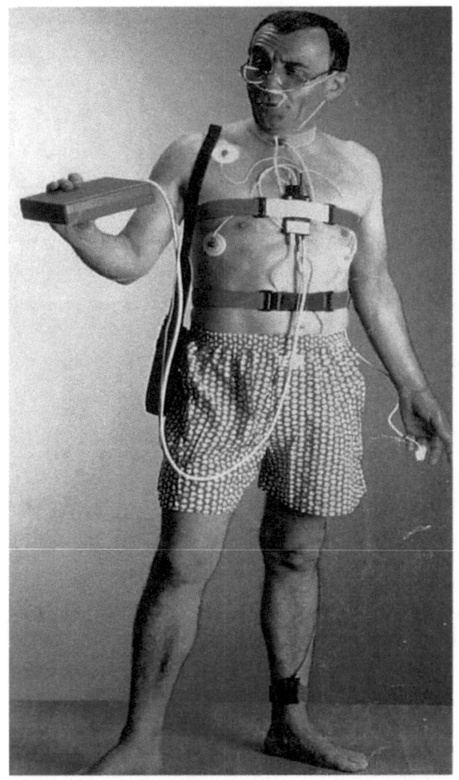

POLY-MESAM (Sistema poligráfico cardio-respiratório)

Diagnóstico precoce de doentes com risco de apneia do sono, deteção de arritmias cardíacas nocturnas, imagiologia de movimentos periódicos dos membros, diagnóstico diferencial de perturbações respiratórias, alarme acústico de FC e registos a longo prazo, incluindo uma oximetria de pulso integrada.

Extraído de J Respiration; vol.64, contracapa

Figura 8. EISAGRAPH

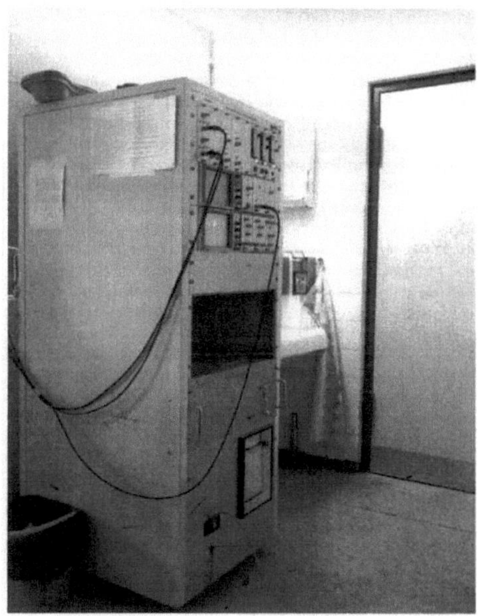

EISAGRAPH (EEG Interval Spectrum Analysis) Um dos primeiros polissonógrafos desenvolvidos pelos Drs. Jung e Kuhl (O) com os engenheiros Tonnies e Griebl para registar o EEG e a respiração durante o sono (1967).

Retirado de Respiration 1997; vol 64: pp3.

Os dados são transmitidos a um banco de ecrãs numa sala separada, onde um técnico os examina. Os dados em papel indicam o número total e a duração dos períodos apnéicos, a saturação de oxigénio no nadir, o tempo durante o qual a saturação de oxigénio desceu abaixo dos 90%, o número de despertares e a quantidade de sono REM. Isto permite não só um diagnóstico definitivo, mas também uma avaliação da gravidade de qualquer apneia do sono identificada (Battagel et al., 1996).

Os doentes com SAHOS apresentam períodos recorrentes de paragem respiratória, acompanhados de quedas na saturação de oxigénio no sangue e aumento da atividade abdominal e torácica. Nos doentes com ressonar simples, estes sinais estão ausentes (Johal A, 1998).

Johns MW, (1991) concluiu que, apesar da complexidade e do tempo envolvidos na polissonografia, ela é um procedimento essencial para o diagnóstico e o tratamento dos distúrbios do sono. Tan WC e Koh TH, (1991) também reconheceram a complexidade e o custo de um registo polissonográfico completo.

8.2.5 Oximetria

A oximetria isolada é frequentemente utilizada como primeira ferramenta de rastreio da SAHOS, devido à disponibilidade universal de oxímetros de pulso de registo baratos. Trata-se de aparelhos espectrofométricos que detectam e calculam a absorção diferencial da luz pela hemoglobina oxigenada e desoxigenada no sangue, produzindo uma medida denominada (*SpO2*). Trata-se de uma avaliação da saturação de oxigénio do sangue arterial que chega à ponta do dedo ou ao lóbulo da orelha a cada batimento do pulso (SIGN, 2003).

No entanto, os oxímetros têm limitações significativas, que devem ser plenamente apreciadas antes de poderem ser utilizados isoladamente para diagnosticar problemas clínicos ou para influenciar a gestão do doente. Têm uma precisão de ± 3% entre indivíduos e tornam-se todos menos fiáveis se a perfusão dos tecidos for fraca ou se for utilizado verniz colorido nas unhas. Podem dar resultados falsos negativos se forem utilizados em doentes jovens e magros que geralmente não dessaturam durante episódios curtos de apneia ou hipopneia, uma vez que mantêm os seus volumes pulmonares quando estão deitados e a sua saturação de oxigénio basal tende a situar-se na parte plana da curva de dissociação do oxigénio, ao contrário dos indivíduos obesos que dessaturam facilmente numa situação semelhante (SIGN, 2003).

Os oxímetros são fáceis de utilizar, mas diferem na conceção da sonda, na sensibilidade, na frequência de amostragem, no cálculo da rejeição de artefactos e no tempo de cálculo da média. Também podem existir diferenças nas técnicas utilizadas para analisar os sinais de oximetria produzidos. Os métodos habitualmente utilizados incluem a contagem do número de dessaturações de oxigénio (dips) por hora superiores a um valor acordado (frequentemente uma taxa de dips *de SpO2* de 4% superior a 10 por hora) ou, em alternativa, o tempo passado durante o estudo a um nível de *SpO2* inferior ao acordado (frequentemente 90%). Assim, pode ser difícil comparar os resultados de diferentes centros que utilizam máquinas ou modos de análise diferentes (relatório SIGN sobre OSAHS, 2003).

Os oxímetros também registam oscilações na *SpO2* quando a *SpO2* de base é baixa, como na DPOC, que podem ser confundidas com quedas devidas à SAHOS. Isto deve-se ao facto de, em valores *de SpO2* inferiores a 93%, a inclinação da curva de saturação da hemoglobina ser acentuada e as variações fisiológicas normais na ventilação e na *PaO2* produzirem grandes alterações na *SpO2*. Na respiração de Cheyne-Stokes da insuficiência cardíaca, as oscilações na *SpO2* podem ser indistinguíveis das devidas à SAHOS (SIGN, 2003).

Os oxímetros também medem a frequência cardíaca e os breves aumentos são um indicador indireto de despertar transitório do sono. Com cada despertar, a frequência cardíaca aumenta cerca de 6-10 batimentos por minuto. A análise do traçado do oxímetro com a frequência de pulso que o acompanha pode fornecer informações sobre a fragmentação do sono (SIGN, 2003).

Com a polissonografia nocturna, a saturação de oxigénio no sangue é mantida sob observação contínua através da oximetria de pulso. Cooper et al. (1991) testaram a sensibilidade e a especificidade do registo noturno da saturação arterial de oxigénio (*Sa,* O2) na prática clínica de rotina e concluíram que a oximetria permitia o reconhecimento de uma síndrome de apneia do sono moderada a grave.

Hoffrath et al. (1991) referem que a dessaturação cíclica de oxigénio a curto prazo pode indicar apneias recorrentes, ao passo que as reduções fásicas de longa duração da saturação de oxigénio são predominantemente observadas na hipoventilação. Desenvolveram um programa informático para diferenciar a dessaturação cíclica e fásica do oxigénio. O programa permitiu que as fases individuais fossem caracterizadas em relação ao gradiente e à duração da diminuição da saturação de oxigénio.

Os estudos que utilizaram apenas a oximetria para diagnosticar a SAHOS chegaram a conclusões muito divergentes.

Alguns consideraram a oximetria útil (Series et al., 1993; Chiner et al., 1999; e Vazquez et al., 2000) enquanto outros não (Douglas et al., 1992; Riley et al., 1983). Estas diferenças podem ser explicadas pelas diferenças entre os próprios oxímetros, o algoritmo de análise e os critérios de diagnóstico utilizados. Os estudos que exigem que a dessaturação ocorra antes de se poder diagnosticar uma hipopneia, encontraram melhores correlações entre o IAH e a frequência de dessaturação (The Report of American Academy of Sleep Medicine Task Force, 1999). Quando comparada com a PSG completa, a oximetria isolada mostrou uma sensibilidade média de 87% (SE 4%, IC 36-100%) e uma especificidade média de 65% (SE 7%, IC 23-99%), o que sugere que a oximetria pode ser útil em doentes selecionados com sintomas significativos (intervalo de IAH 24-47%) (Ross et al., 1999). Um observador treinado pode diagnosticar a SAHOS a partir de traços de oximetria positivos, mas os falsos negativos ocorrem em até um terço dos pacientes com SAHOS (Douglas et al., 1992). As limitações da oximetria precisam de ser claramente compreendidas, nomeadamente, a oximetria pode diagnosticar positivamente a SAHOS, mas não pode ser utilizada para excluir a SAHOS (SIGN, 2003).

- Um traçado de oximetria normal não exclui a SAHOS.
- O traçado oximétrico caraterístico na SAHOS é um padrão em dente de serra, no entanto, deve ter-se cuidado ao interpretar este padrão, uma vez que também pode aparecer em doentes com DPOC ou insuficiência cardíaca congestiva.
- A análise automatizada está disponível para muitos sistemas de sono, mas a sua validade deve ser verificada por um operador experiente.

8.2.6 Fluoroscopia

A fluoroscopia tem sido utilizada em investigações de obstrução das vias aéreas superiores (Suratt et al., 1983) e para estudar padrões adaptativos de comportamento no complexo orofaríngeo (Vig PS e Cohen AM, 1974). O efeito dinâmico do avanço mandibular nos padrões adaptativos do comportamento da língua, do palato mole e das vias respiratórias foi descrito num estudo piloto que utilizou fluoroscopia de alta resolução num indivíduo consciente, em posição supina, com SAHOS (L'Estrange et al., 1996). Este estudo indicou uma ampla gama de variação individual nas alterações dimensionais das vias aéreas pós-palatais e pós-linguais em resposta à protrusão mandibular.

8.2.7 Técnica de Reflectância Acústica

A reflectometria de impulsos acústicos é uma técnica relativamente recente, que permite a medição não invasiva das vias respiratórias humanas. A técnica consiste em guiar um impulso acústico através da boca do doente até às vias respiratórias. A reflectância ou "eco" resultante é analisada, permitindo uma reconstrução da função área-distância.

O carácter não invasivo da técnica oferece vantagens significativas em relação aos métodos estabelecidos de radiografia cefalométrica e tomografia computorizada. A técnica pode ser utilizada para a investigação de problemas ORL e SAHOS (Marshall et al., 1991). As obstruções das vias aéreas podem ser confirmadas por técnicas de reflectância acústica (Rivlin et al., 1984). Estes investigadores também documentaram, com a técnica de reflectância acústica, um alargamento da área de secção transversal da faringe num doente que perdeu 68 kg de peso, sugerindo que os depósitos de gordura peri-faríngea podem contribuir para a SAHOS.

8.2.8 Endoscopia fibroptica e nasal

Nesta técnica, a cavidade nasal e a faringe são anestesiadas topicamente e o faringolaringoscópio fibrótico é introduzido através do nariz para examinar a nasofaringe, a orofaringe, a hipofaringe e a laringe em passos sequenciais. As posições do palato mole, da base da língua e da parede lateral da faringe são anotadas e fotografadas. Anota-se a posição da base da língua e o seu movimento aquando da protrusão da mandíbula. A laringe também é examinada para detetar deformações ou massas (Riley et al., 1987). A nasendoscopia permite a visualização de toda a via aérea e são detectadas áreas óbvias de estreiteza.

Um grupo de investigação (Croft et al., 1990) para observar a via aérea faríngea em bebés e crianças pequenas, utilizando um endoscópio flexível, avaliou a endoscopia nasal. A endoscopia efectuada sob anestesia ligeira revelou o local da obstrução em todos os casos examinados.

8.2.9 Capnografia nasal

As medidas da concentração de dióxido de carbono expirado revelaram-se um índice muito pouco sensível do grau de obstrução (Smith et al., 1993).

8.2.10 Questionários

Foram identificados três estudos que compararam a amostragem de questionários em doentes com SAHOS com a PSG completa.

A sensibilidade e a especificidade médias destes estudos foram de apenas 42% e 68%, respetivamente.

Os questionários são úteis na avaliação inicial do potencial doente com SAHOS, mas, por si só, não permitem efetuar o diagnóstico (Johns MW, 1991; Shelton et al., 1993; Pouliot et al., 1997).

CAPÍTULO 9

9. GESTÃO

O tratamento da SAHOS depende da gravidade dos sintomas, da magnitude das complicações clínicas e da etiologia da obstrução das vias aéreas superiores. O tratamento da SAHOS divide-se em procedimentos não cirúrgicos e cirúrgicos:

Tabela 8. Gestão da SAHOS

Non-surgical Treatment	1. Elimination of aggravating factors
	2. Weight reduction
	3. Training
	4. Pharmacological therapy
	5. Electrical stimulation of the upper airway
	6. ENT assessment plus any necessary treatment
	7. Continuous positive airway pressure
	8. Intra-oral appliances
	9. Nasal-valve dilator
Surgical Treatment	1. Tracheostomy
	2. Nasal surgery
	3. Pharyngeal surgery (Uvulo-palato-pharyngoplasty)
	4. Maxillofacial surgery
	5. Tonsillectomy and adenoidectomy
	6. Tongue reduction
	7. Bariatric surgrery

9.1 Tratamento não cirúrgico

9.1.1 Eliminação de factores agravantes

Como foi mencionado na fisiopatologia, vários factores podem agravar a SAHOS. A coexistência de doença obstrutiva crónica das vias aéreas, asma e hipotiroidismo são condições médicas conhecidas que agravam a SAHOS. O controlo terapêutico adequado destes factores é, por isso, importante na sua gestão. A ingestão de álcool e de outros depressores do SNC, incluindo comprimidos para dormir, torna as vias respiratórias mais propensas ao colapso durante o sono, pelo que a redução da ingestão de álcool, particularmente durante a noite, é um conselho sensato, embora nem sempre palatável (Battagel et al., 1996).

O relatório SIGN (2003) sobre a SAHOS aconselhava o seguinte:

- Os doentes que fumam devem ser aconselhados a parar.
- O álcool e os sedativos ou comprimidos para dormir devem ser evitados.
- As pessoas que não ressonam devem ser desencorajadas a dormir de costas.

Estas medidas podem ser suficientes para os ressonadores simples ou para as pessoas com SAHOS muito ligeira e poucos sintomas, mas a maioria dos doentes com SAHOS necessita de tratamento adicional.

Uma revisão Cochrane das modificações do estilo de vida para a SAHOS não identificou qualquer ensaio clínico aleatório (RCT) que apoie a sua utilização e concluiu que qualquer decisão de instituir tais intervenções não deve atrasar a instituição de terapias de eficácia comprovada, como o CPAP (Shneerson J e Wight J, 2002).

9.1.2 Redução de peso

A obesidade agrava a SAHOS; os depósitos de gordura, tanto a nível subcutâneo como na parede da faringe, levam a um maior estreitamento da orofaringe, favorecendo a sua oclusão quando o indivíduo está em posição supina. Dado que muitos dos doentes com SAHOS são obesos, é frequentemente sugerida a perda de peso. Esta mudança de estilo de vida está longe de ser fácil de realizar e muitos indivíduos não estão suficientemente motivados. Para aqueles que estão empenhados, deve ser dado aconselhamento dietético. Uma vez perdido o peso, é mais fácil fazer exercício físico regular, o que é do interesse médico geral do indivíduo. No entanto, embora o indivíduo se possa sentir mais em forma e menos letárgico quando o seu peso está dentro dos limites normais, a sua apneia pode não apresentar uma melhoria paralela (Battagel et al., 1996).

Rajala R et al., (1991) associaram a SAHOS a doentes com obesidade mórbida, e mostraram que o tratamento com um regime dietético melhorou significativamente ou ocorreu em 55% dos doentes com uma redução média do IMC de 27%.

O relatório SIGN (2003) sobre a SAHOS afirmava que:

- A perda de peso deve ser encorajada em todos os doentes com obesidade que contribua para a sua SAHOS.
- A tentativa de perda de peso não deve atrasar o início de um novo tratamento.
- A perda de peso também deve ser encorajada como adjuvante do CPAP ou dos dispositivos intra-orais, uma vez que pode permitir a interrupção da terapêutica.

9.1.3 Formação

Uma almofada presa às costas da pessoa que dorme por um cinto à volta da cintura ou uma bola de ténis cosida no top do pijama a meio das costas são provavelmente os dois dispositivos mais utilizados. Pode ser experimentado um alarme de postura (Cartwright R et al., 1991).

Cartwright R et al., (1991) treinaram 10 doentes conhecidos com SAHOS para evitarem a posição de dormir de costas, usando um monitor/alarme de posição ativado por gravidade no peito. Este dispositivo emite um sinal auditivo se o doente permanecer em posição supina durante mais de 15 segundos. Verificaram que o número de eventos apneicos foi significativamente reduzido, bem como o número de episódios de dessaturação significativa de O2.

9.1.4 Terapia farmacológica

A base de provas para apoiar o tratamento farmacológico como uma opção terapêutica eficaz é reduzida. A principal revisão sistemática da farmacoterapia concluiu que nenhum medicamento demonstrou uma resposta consistente (Hudgel DW e Thanakitcharu S, 1998; Smith et al., 2002). Os agentes farmacêuticos podem, por vezes, proporcionar algum alívio dos sintomas associados à SAHOS. Geralmente, o objetivo desta terapia é aumentar a atividade neurológica do glossofaríngeo ou diminuir o sono REM. Existem algumas evidências que sugerem que a adição de fármacos de alerta, como o modafanil, pode ter um pequeno efeito benéfico na sonolência em alguns doentes que permanecem sonolentos apesar da boa adesão ao CPAP. No entanto, podem diminuir a utilização do CPAP e são necessários estudos a longo prazo sobre o seu valor e riscos (Kingshott et al., 2001). Não existem provas que sugiram que possam ser utilizados como alternativa ao CPAP e não substituem uma atenção cuidada à melhoria do conforto e da eficácia do CPAP.

Os medicamentos mais frequentemente prescritos para o tratamento da doença incluem a protriptilina e a teofilina. Infelizmente, estes medicamentos são inadequados para muitos indivíduos e de eficácia não comprovada. A procura de uma alternativa mais adequada está a decorrer.

A terapia farmacológica não deve ser utilizada como primeira linha de terapia para a SAHOS (relatório SIGN sobre a SAHOS, 2003).

9.1.4.1 Protriptilina

A protriptilina (um antidepressivo não tricíclico), o mais utilizado e o mais estudado. Pode estar associada a uma ligeira redução dos episódios apneicos (Findley LJ et al., 1985). Foi inicialmente introduzido como tratamento da SAHOS com base na sua capacidade de reduzir a frequência dos episódios apneicos e das dessaturações de oxigénio durante o sono não REM, ao mesmo tempo que suprimia a atividade REM (a fase em que as apneias tendem a durar mais tempo). Investigações posteriores revelaram um benefício adicional de aumentar especificamente o tónus da musculatura das vias aéreas superiores (Borona et al., 1984). Infelizmente, os efeitos secundários anticolinérgicos graves são evidentes em cerca de metade dos indivíduos que tomam o medicamento (Mulloy E e Nicholas WT, 1992).

9.1.4.2 Teofilina

Mulloy E e Nicholas WT (1992) investigaram o efeito da teofilina em doentes com SAHOS e observaram uma diminuição do número total de apneias e hipopneias, bem como do IAH, mas, ao mesmo tempo, verificaram que a qualidade do sono se deteriorou significativamente. Infelizmente, parece não haver meios fiáveis de prever quais os doentes que poderão beneficiar da teofilina, embora se pense que poderão ser aqueles com doença ligeira.

9.1.4.3 Administração de oxigénio

A hipoxémia nocturna em doentes com SAHOS pode contribuir para o desenvolvimento de morbilidade cardiopulmonar. Assim, a prevenção da hipoxémia é um objetivo terapêutico válido nestes doentes. Os estudos realizados até à data indicam que o fornecimento de oxigénio suplementar durante o sono não é suficientemente eficaz na redução da frequência da apneia e no aumento do estado de alerta diurno para ser utilizado isoladamente como terapia para a maioria dos doentes (Watt JG et al., 1943).

9.1.5 Estimulação eléctrica das vias respiratórias superiores

Estudos preliminares indicam que a estimulação eléctrica do músculo submental (genioglosso), que actua como dilatador das vias aéreas superiores, aumenta a permeabilidade luminal e reduz o número de apneias obstrutivas (Miki H et al., 1989).

9.1.6 Avaliação otorrinolaringológica e qualquer tratamento necessário

Isto é importante, uma vez que a obstrução das vias aéreas pode ter origem ou ser complicada por uma obstrução no nariz ou na nasofaringe. Devem ser efectuados exames visuais e nasendoscópicos. Podem ser detectados desvios septais, hipertrofia dos cornetos, pólipos nasais ou aumento das amígdalas, podendo ser indicada a sua correção. Além disso, a nasendoscopia também permite a visualização de toda a via aérea e serão detectadas áreas óbvias de estreitamento.

9.1.7 Pressão positiva contínua nas vias respiratórias (CPAP)

O CPAP é o chamado "padrão ouro" do tratamento da SAHOS, desenvolvido por Colin Sullivan, na Austrália, em 1981. Proporciona um alívio dramático dos sintomas e assegura a permeabilidade das vias respiratórias durante o sono (Sullivan CE et al., 1981) através da elevação da pressão na orofaringe. Um fluxo contínuo de ar sob baixa pressão é filtrado e administrado à faringe através de uma máscara nasal. Este fluxo constante é suficiente para evitar o colapso das vias respiratórias, independentemente da posição do indivíduo, mas não o suficiente para impedir a expiração. A máscara deve ser colocada firmemente à volta do nariz e, para a fixar, deve ser usada uma touca e correias de retenção. O CPAP deve ser utilizado durante 4 a 6 horas por noite, sete noites por semana (Engleman et al., 1994; Battagel JM e Orton HS, 1995).

Uma caraterística distintiva da terapia com CPAP é a resposta imediata e dramática. Normalmente, momentos após a sua aplicação, o doente começa a apresentar longos períodos de sono ininterrupto, ocorre uma recuperação acentuada do sono NREM de fase 3 a 4 e tanto a frequência como a duração desta fase do sono aumentam drasticamente. Esta recuperação continua durante várias noites, até que, entre a sétima e a décima noite, a distribuição e a reutilização voltam geralmente aos níveis normais. A função diurna dos indivíduos é frequentemente transformada e, embora a perda de sonolência diurna seja a caraterística mais marcante, todos os outros sintomas da SAHOS podem também ser revertidos.

Embora, de um modo geral, seja extremamente eficaz, sabe-se que o CPAP é frequentemente um aparelho difícil de tolerar. A bomba que fornece o fluxo de ar é ruidosa, fazendo um "zumbido" constante que faz lembrar uma unidade de ar condicionado. A natureza antissocial da máscara e do arnês, juntamente com a natureza incómoda e por vezes impraticável do dispositivo, são considerados de importância significativa no que diz respeito à sua aceitação e cumprimento.

A adesão a longo prazo ao CPAP foi estimada entre 60% e 70% (Battagel et al., 1996).

Figura 9. Pressão positiva contínua nas vias aéreas

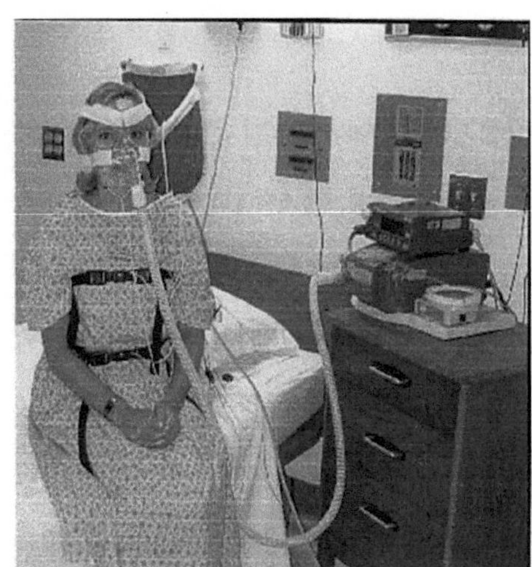

Extraído do sítio Web de Medicina do Sono da Universidade de Chicago, www.sleepmed.bsd.uchicago.edu

Embora o nCPAP forneça uma pressão de fluxo de ar suficiente para exercer um efeito de imobilização sobre as vias aéreas superiores, a pressão de ar é insuficiente para impedir a expiração periódica. Isto responde à queixa expressa por vários indivíduos com SAHOS, que consideram a expiração difícil com o CPAP convencional. Em situações em que é relatada uma dificuldade persistente com a expiração, as abordagens alternativas incluem a utilização de CPAP de dois níveis (BiCPAP), que utiliza um segundo tubo que permite um canal separado para a expiração, e um dispositivo que incorpora uma caraterística do tipo rampa, em que a pressão não aumenta até o doente já estar a dormir. Curiosamente, as investigações não revelaram qualquer aumento da adesão a estas alternativas (Battagel JM e Orton HS 1995).

Uma grande preocupação com o nCPAP como método terapêutico eficaz de tratamento da SAHOS centra-se na adesão a longo prazo do indivíduo. A utilização do dispositivo a longo prazo requer um empenhamento considerável por parte do doente, e os doentes que sofrem mais dos sintomas associados à SAHOS têm mais probabilidades de serem consistentes com a sua utilização. Estima-se que a adesão global a longo prazo se situe entre 50 e 70% (Walldhorn RE et al., 1990; Westbrook PR, 1990; Hoffstein V et al., 1992; Grundstein RR, 1995), embora se tenha verificado que este valor desce para cerca de 30% nos casos ligeiros (Rolfe I et al., 1991). Curiosamente, quando se realizaram estudos em que a utilização efectiva do CPAP foi monitorizada "secretamente", verificou-se que a adesão era significativamente inferior à auto-relatada pelos doentes (Rauscher H et al., 1991).

Os benefícios relatados do CPAP nasal são:

- melhoria da qualidade de vida;

- melhoria da função cognitiva durante o dia;

- inversão dos sintomas diurnos, nomeadamente da sonolência;

- eliminação do ressonar e de outros sintomas noturnos;

- melhoria a longo prazo da função cardiovascular, com redução da tensão arterial;

Os principais efeitos secundários da utilização do CPAP (por exemplo, epistaxis significativa, sinusite paranasal) são raros, mas os efeitos secundários menores (irritação relacionada com a máscara, feridas na ponte nasal (Sjoeholm et al., 1994), congestão nasal, secura ou rinorreia excessiva, infecções do trato respiratório superior, inchaço abdominal, desconforto, ruído, dor no peito e sensação de claustrofobia) são comuns. Os esforços intensivos podem atingir uma adesão ao CPAP de até 95% (McArdle et al., 1999) e uma utilização nocturna média de três a cinco horas (Engleman et al., 1996; Richards et al., 1996). Os sintomas nasais devem-se normalmente a fugas pela boca que provocam grandes fluxos de ar frio através do nariz. Devem ser feitas tentativas para os reduzir, utilizando tiras para o queixo ou uma máscara facial completa (relatório SIGN, 2003). Em alguns doentes, os corticosteróides nasais podem ser úteis (relatório SIGN, 2003). Um humidificador aquecido pode ajudar a melhorar o conforto e a adesão (Massie et al., 1999). O relatório da Scottish Intercollegiate Guidelines Network (2003) para a SAHOS, que é apoiado pela British Thoracic Society, recomendou o seguinte

- O CPAP deve ser a terapia de primeira escolha para pacientes com SAHOS moderada ou grave que seja sintomática e necessite de intervenção.
- A ventilação de dois níveis não deve ser utilizada por rotina na SAHOS, devendo ser reservada para os doentes com insuficiência ventilatória.
- A persistência de uma utilização reduzida de CPAP (menos de duas horas por noite) durante 6 meses, após esforços para melhorar o conforto do doente, deve levar à revisão do tratamento.

O relatório da SIGN (2003) para a SAHOS também recomendou que a terapia com CPAP não deve ser abandonada sem:

ƒA atençào de um enfermeiro / técnico de CPAP com formação.

ƒUm estudo de titulação / utilização de CPAP de auto-injeção para resolver problemas.

ƒA utilização de humidificação aquecida.

Figura 10. Representação multivariada da condição física e mental subjectiva dos pacientes com síndrome da apneia do sono.

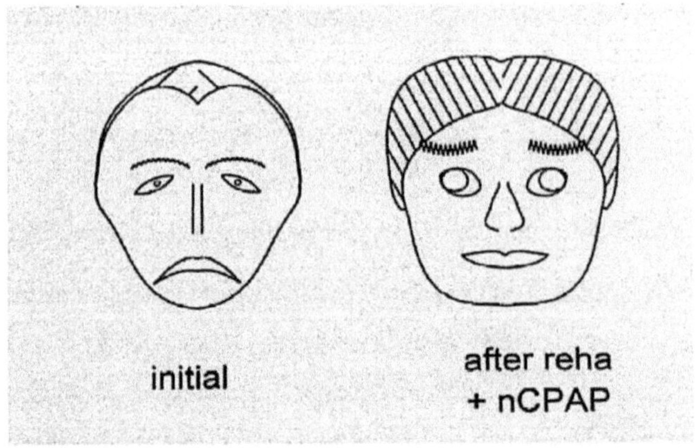

Retirado de Fischer J e Raschke F. J Respir 1997; vol.64: pp41.

9.1.8 Aparelhos intra-orais

Desde que Pierre Robin descreveu pela primeira vez o seu aparelho monobloco em 1902 para o tratamento da glossoptose (queda da língua para trás e oclusão das vias respiratórias) em bebés, surgiram vários aparelhos para o tratamento da obstrução das vias respiratórias superiores. O termo "aparelho oral" é utilizado como um termo genérico para dispositivos inseridos na boca com o objetivo de modificar a posição da mandíbula, da língua e de outras estruturas nas vias respiratórias superiores para aliviar o ressonar ou a apneia do sono.

Existem cinco categorias básicas de aparelhos dentários utilizados no tratamento da SAHOS: os aparelhos de reposicionamento mandibular, os elevadores de palato mole, os reposicionadores de língua, os equalizadores e os aparelhos magnéticos.

Tabela 9. Aparelhos intra-orais

1	**Mandibular advancement (repositioning) appliances**	i. Nocturnal airway patency appliance (NAPA)
		ii. Sleep and nocturnal obstructive apnoea reducer (SNOAR)
		iii. Snore guard
		iv. Jasper Jumper
2	**Tongue repositioners**	<u>Tongue retainers</u> • *Tongue retaining device (TRD).* • *Tongue locking device (TLD).*
		<u>Tongue posture trainers</u> • *Tepper oral proprioceptive stimulator (TOPS).* • *Tongue positioner and exerciser (TPE).*
3	**Soft palate lifters**	
4	**The equalizer**	
5	**Magnetic appliances**	

9.1.8.1 Aparelhos de avanço mandibular (reposicionamento) (talas)

Tal como o CPAP, os aparelhos de avanço mandibular (AAM) são uma forma de tratamento não invasiva e, por conseguinte, reversível, sendo usados apenas durante o sono. A justificação para a utilização de AAM é o facto de poderem aumentar o tamanho da via aérea faríngea ao puxar a língua e o palato mole para a frente, mantendo assim a sua permeabilidade durante o sono.

Lui Y et al., (2000) selecionaram vinte e dois doentes cujo diagnóstico de apneia obstrutiva do sono foi confirmado com base numa polissonografia nocturna inicial. Os doentes foram equipados com um reposicionador mandibular concebido para manter a mandíbula antero-inferiormente. Seis meses depois, foi efectuado um estudo polissonográfico de resultados para cada paciente com o aparelho colocado. Foram também obtidas radiografias cefalométricas laterais na posição vertical antes e após 6 meses de tratamento. O índice de apneia e hipopneia diminuiu em 21 dos 22 pacientes com o aparelho colocado. O índice médio de distúrbios respiratórios dos 22 pacientes diminuiu significativamente de 40,3 para 11,7 eventos por hora (P <.01). Cerca de 59,1% dos indivíduos foram considerados um sucesso de tratamento com um índice de perturbação respiratória de acompanhamento <10 eventos por hora. O nível médio mínimo de saturação de oxigénio no sangue durante o sono também melhorou significativamente de 73,4% para

81.3% (P <.01).

Mecanismo de ação

O mecanismo de ação destes aparelhos parece simples. Os AAM evitam o colapso da língua contra a parede posterior da faringe durante a noite. Isto é conseguido por meios mecânicos, uma vez que a origem e a inserção do genioglosso se encontram no osso hioide e na região sinfisária mandibular, respetivamente. Assim, ao avançar a mandíbula, a língua é mantida numa posição mais anterior durante a noite, aumentando assim o espaço aéreo.

Uma segunda consideração dada por Lowe et al (1994) é que, no homem, a abertura passiva voluntária da mandíbula produz um aumento definitivo do EMG do genioglosso através da ativação de receptores localizados na articulação temporomandibular. Como a contração do genioglosso abre as vias respiratórias, a obstrução das vias respiratórias é evitada. Também foi proposto que o aumento da dimensão vertical obtido com esses aparelhos atua para aumentar a tonicidade da língua, reduzindo assim o risco de oclusão das vias aéreas (Lowe et al., 1990).

Design de electrodomésticos

O aparelho de reposicionamento mandibular tem muitas variações diferentes. É normalmente construído em resina acrílica transparente, juntamente com grampos de Adams retentivos.

A orientação para a quantidade ideal de movimento para a frente é entre 50% e 75% da distância protrusiva máxima do paciente. Esta posição para a frente pode ser mantida através da utilização de um aparelho fixo ou de uma peça única que mantenha a maxila e a mandíbula unidas, sendo a retenção fornecida por grampos, acrílico ou polímero termoplástico. A protrusão não pode ser alcançada sem alguma abertura concomitante e é importante que os aparelhos não girem a mandíbula para baixo e para trás (Lowe et al., 1994). Uma caraterística importante deste aparelho é que os orifícios de ar anteriores são necessários para permitir a respiração oral, especialmente para aqueles com fluxo de ar nasal restrito. Os modelos mais utilizados incluem o ativador com nervuras (Bonham et al., 1988), dispositivos formados a vácuo, o Noturnal Airway Patency Appliance (Soll et al., 1985) e o Sleep Noturnal Obstructive Apnoea Reducer (Viscomi VA al., 1988).

Figura 11. Aparelho de reposicionamento mandibular

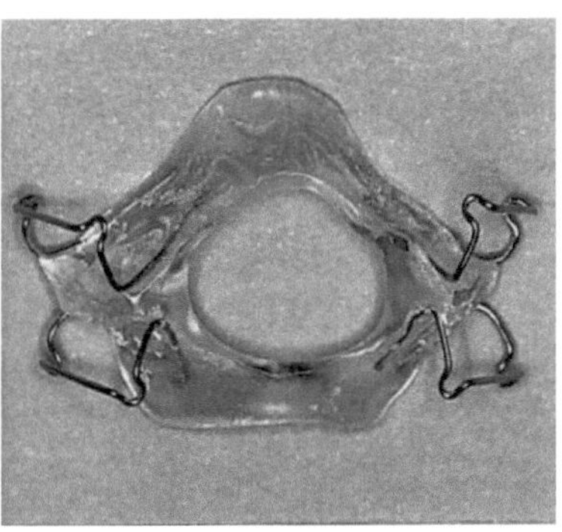

ARM (vista frontal)

Este é o desenho do aparelho de avanço mandibular utilizado no departamento de Ortodontia.

Victoria Hospital, Fife, Escócia.

9.1.8.1.1 Aparelho de desobstrução nocturna das vias respiratórias (NAPA)

Soll et al., (1985) descreveram um ativador modificado que avançou a mandíbula 6 mm anteriormente e 9 mm inferiormente para um paciente e reduziu significativamente o IAH. O aparelho possui oito grampos Adams com acrílico sobreposto nas superfícies facial e lingual dos dentes. O aparelho foi concebido para fazer a mandíbula sobressair cerca de três quartos da distância entre a oclusão cêntrica e a protrusão total. A mandíbula é aberta verticalmente apenas o suficiente para permitir uma via aérea entre os incisivos. O NAPA estabiliza rigidamente a mandíbula nas dimensões horizontal e vertical. Os efeitos do NAPA na redução do IAH foram documentados em estudos posteriores (George

PT, 1987 e 1989).

9.1.8.1.2 Redutor de apneia obstrutiva do sono e nocturna (SNOAR)

O aparelho de via aérea aberta SNOAR é um aparelho de avanço mandibular em acrílico que avança a mandíbula 6 a 9 mm e abre-a verticalmente 17 mm ou mais.

Viscomi VA et al., (1988) relataram em seu estudo que o IAH médio foi reduzido de 45,5 para 9,7 e o ronco estava ausente após a colocação do aparelho SNOAR.

9.1.8.1.3 Protetor do ressonar (ortótese dentária)

Este aparelho pré-fabricado posiciona a mandíbula 3 mm atrás da protrusão máxima com uma abertura de 7 mm. Cobre apenas os dentes anteriores e é revestido com um polivinil macio para conforto do paciente. É fácil de colocar e ajustar diretamente no paciente e parece ser bem tolerado.

Em dois estudos iniciais (Schmidt-Nowara W 1988; Schmidt-Nowara W et al., 1991), o ressonar diminuiu significativamente ou foi completamente eliminado. Relatórios posteriores (Dushell M et al., 1991; Menn et al., 1996) constataram uma diminuição significativa do IAH, particularmente entre as pessoas com apneia ligeira.

Para pacientes com bruxismo ativo e/ou que se sentem limitados pela fixação rígida dos maxilares com o desenho de peça única, um desenho alternativo, mais ideal, envolve a construção de aparelhos maxilares e mandibulares separados. A conexão entre os aparelhos superior e inferior é realizada com elásticos inter-arcos e tubos e hastes vestibulares (por exemplo, aparelho Herbst, Jasper Jumper), ou um único gancho e trava na região anterior (por exemplo, Posicionador Ajustável Thorton). O objetivo deste desenho é restringir todos os movimentos retrusivos, permitindo ao paciente mover a mandíbula para a frente e de um lado para o outro, bem como abrir a boca, se necessário.

Uma vantagem adicional dos aparelhos de duas peças é a possibilidade de identificar sistematicamente a posição mandibular exacta que mais beneficia cada paciente. É possível começar com 50 % da protrusão máxima na primeira consulta e, em seguida, avançar gradualmente a unidade mandibular, desaparecendo completamente todos os sinais e sintomas. Por outro lado, estes aparelhos, devido à sua construção, podem ser difíceis de manejar pelo paciente.

A tala de avanço mandibular de Herbst é uma opção justificável em indivíduos selecionados com distúrbios respiratórios relacionados com o sono. (Shadaba et al., 2000).

Figura 12. Aparelho Herbst

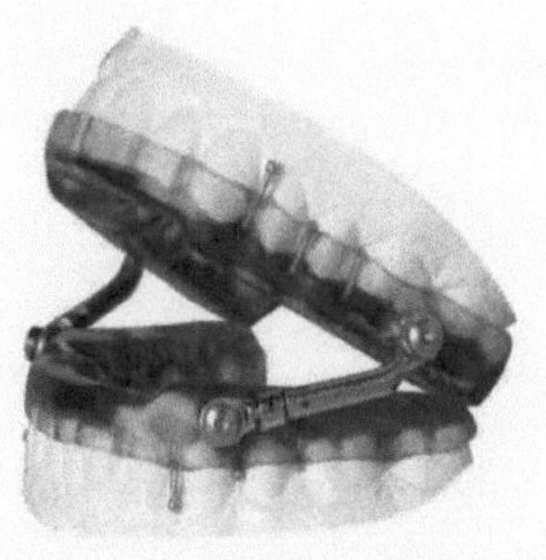

9.1.8.1.4 Jumper Jasper e bloco duplo

Apenas uma avaliação preliminar deste aparelho para o tratamento da SAHOS foi efectuada (Coghlan J MSc, 1990), na qual foram avaliados 11 indivíduos com diferentes graus de SAHOS. Sete dos 11 indivíduos testados antes e depois da inserção do aparelho apresentaram valores reduzidos de IAH, mas não houve diferenças significativas. Mesmo após a colocação dos elásticos verticais, apenas metade dos indivíduos testados apresentou redução do IAH. Esse aparelho pode ser mais facilmente tolerado do que os aparelhos de avanço mandibular mais rígidos, mas estudos adicionais com diferentes posições verticais e anteroposteriores da mandíbula são necessários para verificar sua utilidade.

Figura 13 a. Jasper Jumberb : Aparelho de bloco duplo

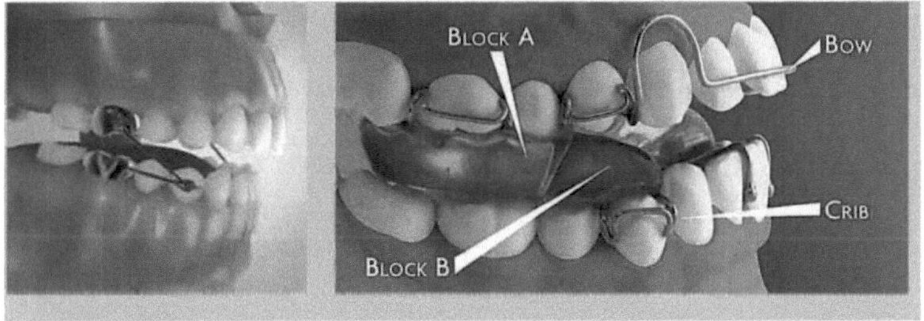

9.1.8.2 Reposicionadores de língua

9.1.8.2.1 Retentores de língua

9.1.8.2.1.1 Dispositivo de retenção da língua (TRD)

O TRD foi concebido para reposicionar a língua para a frente durante o sono, reduzindo assim o risco de obstrução a este nível (Cartwright RD e Samelson CF, 1982). O aparelho fixa a língua por meio de pressão negativa num bolbo de plástico macio; uma flange, que se encaixa entre os lábios e os dentes, mantém o aparelho e a língua anteriormente na cavidade oral. É de notar que este aparelho também modifica a pressão mandibular, pelo menos através da rotação para a frente. O TRD foi fabricado a partir de moldes dentários, mas atualmente está disponível uma versão pré-fabricada que pode ser moldada nos dentes do paciente no consultório, podendo também ser utilizada em pacientes edêntulos. Para os doentes com passagens nasais obstruídas, está também disponível uma TRD modificada com tubos laterais para as vias respiratórias. A desvantagem da TRD é que a língua nem sempre é mantida para a frente porque a adesão da superfície da língua na bolha perde-se com o tempo e o doente tem de acordar e voltar a colocar a língua na bolha. Um inconveniente estético é o facto de a língua ter de ficar ligeiramente saliente entre os dentes. O TRD é o único aparelho que foi estudado em várias posições corporais e em conjunto com outras formas de terapia (Cartwright, RD. Samelson, CF, 1982). O TRD parece ser útil, sozinho ou em conjunto com outros tratamentos, para melhorar pacientes com uma ampla gama de gravidade da apneia, desde que a apneia seja mais grave na posição supina e o peso do paciente não seja superior a 50% do ideal (Lowe A, 1994).

Em comparação com o CPAP mais comummente utilizado, o TRD é mais facilmente tolerado e tem menos problemas de adesão a longo prazo.

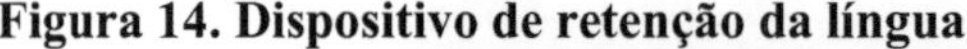

Figura 14. Dispositivo de retenção da língua

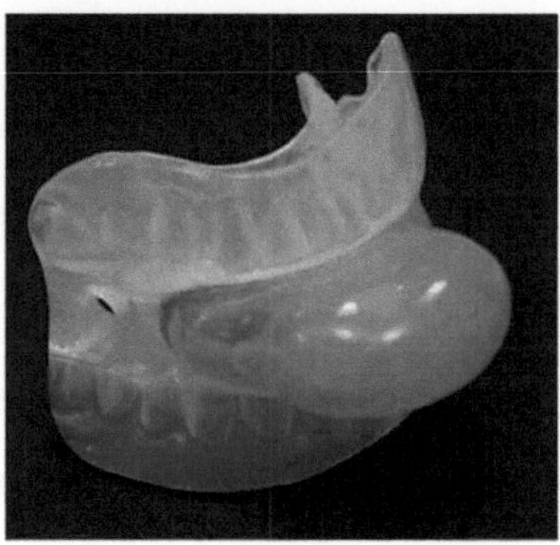

9.1.8.2.1.2 Dispositivo de bloqueio da língua (TLD)

Este aparelho patenteado é um elástico simples pré-formado, disponível em tamanhos pequeno, médio e grande, que proporciona uma cavidade para a língua e a mantém à frente com um vácuo auto-criado durante o sono. Os orifícios de respiração laterais ajudam o fluxo de ar se ocorrer obstrução nasal. O TLD é simples de colocar diretamente nos pacientes e é barato.

Prinsell et al., 1992, estudaram 10 indivíduos com SAHOS e verificaram que cinco indivíduos tinham uma redução de

O IAH e cinco indivíduos pioraram.

9.1.8.2.2 Formadores de postura da língua

9.1.8.2.2.1 Simulador propriocetivo oral Tepper (TOPS)

Este aparelho é colocado na arcada maxilar com uma extensão posterior da língua mantida inferiormente com uma banda elástica. É incluída uma barra anterior almofadada lingual aos incisivos para orientar a colocação correta da língua. De acordo com Tepper H.W, (1990): a sua principal utilização é para os pacientes que ressonam, têm apneia, têm problemas de postura e/ou função anormal da língua e para aqueles que têm perda de tónus muscular do palato mole e da faringe. Todas estas anomalias são corrigidas por meios proprioceptivos, em que os receptores são estimulados pela parte articulada do aparelho que assenta no dorso da língua. Ao aumentar a força de resistência dos elásticos, podemos fortalecer os músculos dorsais da língua. Assim, através do reposicionamento correto de toda a língua em relação ao palato duro e mole, acredito que podemos aumentar o espaço aéreo. Ainda não existem dados publicados sobre a sua eficácia no tratamento da SAHOS.

9.1.8.2.2 Posicionador e exercitador de língua (TPE)

O posicionador e exercitador de língua é um aparelho feito por medida que tem sido utilizado para tratar o ressonar (Strauss AM, 1994). Os pacientes são treinados para posicionar a língua acima da rampa; de acordo com o inventor, isto "re-treina a musculatura da língua e dos lábios para estarem na posição correta de repouso e de deglutição da saliva". Os resultados publicados antes e depois da colocação do aparelho ainda não estão disponíveis.

9.1.8.3 Levantadores de palato mole

Paskow et al., 1991, inventaram o levantador de palato mole ajustável (ASPL). O aparelho foi concebido para elevar suavemente o palato mole e evitar que este vibre na passagem de ar durante o sono. O ASPL consiste num aparelho removível maxilar com dois fechos Adams nos molares e um botão de acrílico que se estende distalmente até ao ponto médio do palato mole. Os pacientes que engasgam são "dessensibilizados" com exercícios palatais que consistem no contacto com a extremidade de uma colher ou escova de dentes cinco ou seis vezes por dia. Paskow afirmou que a taxa de sucesso para o ronco é de 60%, mas considerou que o aparelho não é indicado para o tratamento da SAHOS. No entanto, Marklund et al. (1996) concluíram que os elevadores de palato mole eram insuficientes para o tratamento do ronco.

Figura 15. Soft Palate Lifter (A. O aparelho, B: em posição, C: abrir a via aérea nasal

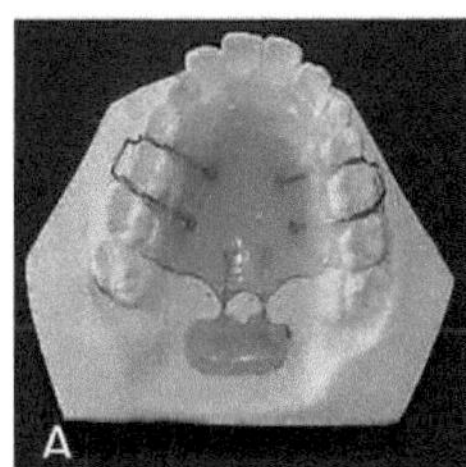

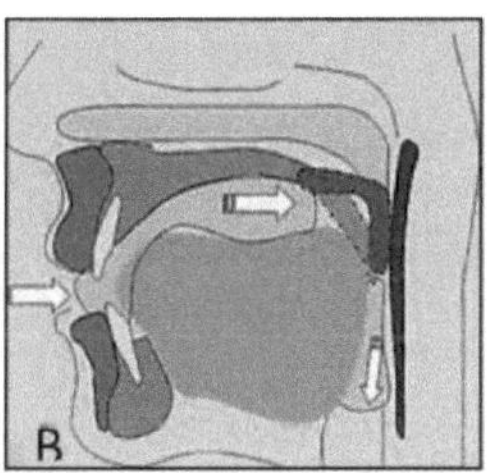

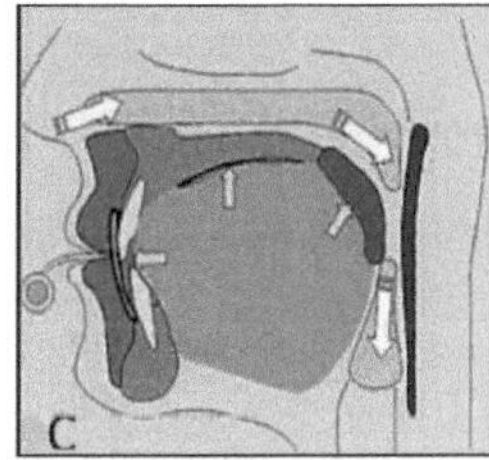

9.1.8.4 O Equalizador

Este aparelho foi introduzido por Haze JJ (1987); é construído em material vinílico e reposiciona a mandíbula numa posição de "equilíbrio neuromuscular" determinada por um miomonitor, um estimulador electroneural transcutâneo.

9.1.8.5 Aparelhos magnéticos

Muito recentemente, um aparelho magnético tem sido utilizado para o tratamento de pacientes que ressonam, com ou sem apneia obstrutiva do sono (Bernhold et al., 1998). Um aparelho magnético pode ser mais eficaz do que o aparelho funcional "passivo" convencional, porque as forças magnéticas impedem o fecho, proporcionando um avanço mandibular direto e contínuo. É necessária uma avaliação a longo prazo dos resultados do tratamento antes da utilização de rotina do aparelho magnético em pacientes com apneia.

O relatório da Scottish Intercollegiate guidelines Network (2003) sobre a SAHOS, que também é apoiado pela British Thoracic Society, concluiu que

- Os dispositivos intra-orais são uma terapia adequada para os ressonadores e para os doentes com SAHOS ligeira com um estado de alerta diurno normal.

- Os dispositivos intra-orais são uma terapia alternativa adequada para pacientes que não toleram o CPAP.

- A utilização de dispositivos intra-orais deve ser monitorizada após o início da terapia para permitir o ajuste do dispositivo e a avaliação do controlo e dos sintomas da SAHOS.

Vantagens dos aparelhos orais

As vantagens da terapia com aparelhos orais são a simplicidade, a reversibilidade e a relação custo-benefício. Também pode se tornar o tratamento primário em pacientes que não toleram o CPAP nasal ou que apresentam baixo risco cirúrgico. A maioria dos pacientes aceita-a prontamente e ela pode até complementar outros tratamentos na pequena percentagem de casos em que os aparelhos dentários, por si só, não proporcionam alívio suficiente dos sintomas.

Desvantagens dos aparelhos orais

A salivação excessiva e o desconforto transitório nos músculos da mastigação por um breve período após o despertar são comumente relatados com o uso inicial e podem impedir a aceitação precoce dos aparelhos orais (Schmidht-Nowara et al., 1991; O'Sullival et al., 1995), mas com o uso regular e o ajuste da adaptação, esses sintomas diminuem. Pantin et al. (1999) relataram que a hipersalivação e o desconforto nos dentes/gengiva são os primeiros efeitos colaterais, mas geralmente diminuem se os pacientes forem capazes de perseverar no uso dos Dispositivos Intra-Orais (DIOs).

Complicações posteriores podem incluir desconforto na ATM e alterações na oclusão, e têm sido relatadas como razões para a interrupção do tratamento (Schmidht-Nowara et al., 1995). Para evitar essas alterações, o desenho deve usar cobertura oclusal de arco completo para unir todos os dentes firmemente (O'Sullivan et al., 1995). Isso significa, simplesmente, que o aparelho não se ajustará mais se algum dente se mover.

No entanto, (Schmit-Nowara et al., 1995) sugerem que a disfunção da ATM e as alterações oclusais são ocorrências relativamente pouco frequentes, mas o risco a longo prazo destas complicações não está bem definido.

Foi relatado um caso de problemas na ATM após um período de 15 meses de utilização, que se resolveu após o ajustamento da tala (Johal A e Battagel J, 1999).

Eficácia dos aparelhos orais

As taxas de sucesso relatadas variam, assim como os critérios dos autores para sua obtenção. Se uma redução no número de eventos apnéicos de 50% ou mais for adequada, então as taxas de sucesso chegam a 87%, como relatado por Clark et al. (1993). A revisão mais abrangente de 20 publicações, relatando os efeitos dos aparelhos orais na SAHOS (Schmit-Nowara et al., 1995), mostrou uma melhora no IAH médio com um aparelho dentário. O sucesso foi equiparado a menos de 10 eventos apnéicos por hora. Quando as estatísticas foram fornecidas, a diminuição do IAH foi sempre significativa ($P<0,05$), e a média do IAH antes e com o tratamento foi de 42,6 e 18,8, respetivamente, uma redução média de 56%. Também se verificou uma melhoria das saturações de oxigénio, tendo o tempo de sono com saturação de oxigénio $<90\%$ diminuído de 4,4% para 3,1%.

Dois ensaios prospectivos cruzados recentes (Ferguson et al., 1997; Bennett et al.,

1998) compararam aparelhos de reposicionamento mandibular e pressão positiva contínua nas vias aéreas (CPAP) em pacientes com apneia obstrutiva do sono ligeira a moderada. A taxa de sucesso com o aparelho oral foi de 55% em ambos os ensaios, embora a melhoria na redução do IAH tenha sido maior quando foi utilizada a pressão positiva contínua nas vias respiratórias.

Uma meta-análise das preferências de tratamento dos doentes (CPAP e IODs) em três estudos cruzados sobre a SAHOS ligeira a moderada mostrou uma preferência significativa dos doentes pelos IODs (OR 9,5, 95% Cl 4 a 21), apesar de uma menor eficácia nocturna para as pausas respiratórias (-7 por hora, 95% Cl -10 a -5) (Wright et al., 2002). Este facto não foi confirmado num estudo posterior (Engleman et al., 2002). A preferência dos doentes pelos dispositivos intra-orais é importante, mas não se sabe se isso significa que se sentem sintomaticamente melhor quando utilizam os dispositivos intra-orais ou se consideram o conceito de um dispositivo intra-oral não obstrutivo preferível ao uso de um dispositivo CPAP obstrutivo (SIGN, 2003).

Um grupo comparou a eficácia da DIO com a UPPP num grupo paralelo, num estudo de acompanhamento longitudinal, com o último relatório a quatro anos após a aleatorização (Walker-Engstrom et al., 2002). Neste estudo, 72 dos 95 pacientes com SAHOS ligeira a moderada regressaram para a polissonografia, que mostrou um grande tamanho do efeito (>1,0 DP) favorecendo significativamente a DIO em relação à UPPP para melhorias no IAH e no índice de dessaturação, mas sem diferenças significativas na duração do ressonar entre os tratamentos.

Custo

Não foi efectuado um levantamento formal do custo dos dispositivos e serviços para os aparelhos orais. O custo de produção do dispositivo varia consoante seja necessário um laboratório dentário para a adaptação personalizada ou se a unidade pré-fabricada pode ser adaptada no consultório do médico. Quando são efectuadas radiografias cefalométricas ou outros estudos das vias respiratórias como parte do procedimento, o custo aumenta em conformidade.

Não é claro se a pressão positiva contínua nas vias respiratórias (CPAP) ou os dispositivos intra-orais (IODs) têm uma melhor relação custo-eficácia e a resposta pode variar consoante a gravidade da SAHOS. O custo básico de muitos IODs é inferior ao custo de um aparelho de CPAP. Alguns IODs ajustáveis são mais caros do que o CPAP, especialmente quando se inclui o custo de múltiplas visitas ao dentista para ajustar o IOD (SIGN, 2003).

Conformidade

Os dados sobre a adesão a longo prazo são limitados e baseiam-se nos relatos dos doentes. No entanto, a experiência com o CPAP nasal indica que os relatos dos doentes podem sobrestimar significativamente a utilização real determinada objetivamente (Rauscher et al., 1991). As taxas globais de adesão variam entre (50 e 100%) em diferentes estudos e podem estar relacionadas com a duração do acompanhamento (Schmidht-Nowara et al., 1995). As razões para a interrupção do uso do aparelho incluem os efeitos colaterais e complicações mencionados acima e a falta de eficácia.

9.1.9 Dilatador de válvula nasal

O aumento da resistência nasal pode induzir distúrbios respiratórios relacionados com o sono e perturbações do sono (McNicholas et al., 1982; Millman et al., 1996; Zwillich et al., 1981). Foi demonstrado que vários dispositivos, incluindo dilatadores de válvulas nasais (Nozovent; Prevancure AB; Vastra Frolunda, Suécia), reduzem a resistência nasal e melhoram a respiração nasal (Lorino et al., 1998; Metes et al., 1992). O dispositivo Nozovent consiste numa barra de plástico que dilata a parte anterior do nariz, a região da válvula, de modo a aumentar o fluxo de ar. Os seus inventores tinham como objetivo eliminar o ressonar e a apneia do sono utilizando o dispositivo (Hoijer et al., 1992; Loth S e Petruson B, 1996; Petruson, B, 1990; Petruson B e Theman K, 1992). Testaram o Nozovent numa série de estudos e relataram um excelente efeito sobre a resistência nasal, o ressonar e as apneias do sono (Hoijer et al., 1992; Loth S e Petruson B, 1996; Petruson B, 1990; Petruson B e Theman K, 1992). No entanto, Metes et al. (1992) não encontraram qualquer efeito sobre o ressonar, as apneias, as hipopneias ou a saturação arterial de oxigénio (*Sa,* O2) numa pequena amostra de doentes, apesar de uma redução da resistência nasal.

O Nozovent é vendido nas farmácias e distribuído em todo o mundo como tratamento para diferentes indicações, tais como respiração nasal comprometida, asma nocturna, secura da boca, ressonar e apneia do sono. O mercado potencial é enorme, uma vez que o ressonar habitual ocorre em 15% dos adultos de meia-idade e o ressonar ocasional em 30% (Gislason et al., 1988).

No entanto, Bernd Schonhofer et al. (2000) não recomendaram o tratamento com o dilatador nasal Nozovent em doentes com SAHOS. O dilatador tem apenas um ligeiro efeito subjetivo no ressonar, mas nenhum efeito no ressonar medido objetivamente e nos outros parâmetros da respiração relacionada com o sono. Além disso, quando se utiliza um dilatador nasal, é possível que a apreciação do parceiro de cama pela redução do ressonar possa atrasar o início do tratamento adequado da apneia do sono.

Figura 16. Nosovent (dilatador de válvula nasal)

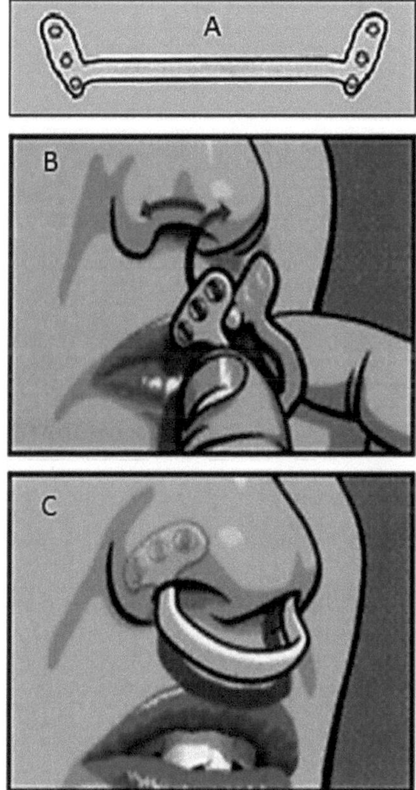

A: Nosovent, B: antes da inserção, C: após a inserção.

9.2 Tratamento cirúrgico

Tabela 10. Tratamento cirúrgico

Surgical Treatment	1	Tracheostomy
	2	Pharyngeal surgery (uvulo-palato-pharyngoplasty)
	3	Nasal surgery
	4	Maxillofacial surgery
	5	Adenoidectomy and tonsillectomy
	6	Tongue reduction
	7	Bariatric surgery

No tratamento da SAHOS, foram propostas abordagens cirúrgicas para níveis identificados de obstrução. As abordagens médicas são mais frequentemente utilizadas, mas nem todos os doentes são capazes ou estão dispostos a submeter-se ao tratamento médico. Este grupo pode ser candidato a uma intervenção cirúrgica dirigida às regiões anatómicas envolvidas. Durante a avaliação do doente, pode ser considerada uma opção cirúrgica, particularmente em indivíduos mais jovens ou de meia-idade, que podem querer evitar um período de ligação ao CPAP ou a dispositivos médicos alternativos.

A avaliação pré-cirúrgica é importante para identificar o tipo de anomalia anatómica presente e a gravidade da SAHOS. Esta avaliação implica não só a polissonografia nocturna, mas também outros exames, como a análise cefalométrica, a nasendoscopia do sono e a ressonância magnética tridimensional. A Associação Americana de Distúrbios do Sono produziu recomendações para a utilização de procedimentos cirúrgicos na SAHOS. Os resultados desejados do tratamento incluem a resolução dos sinais e sintomas clínicos da SAHOS e a normalização do índice de apneia / hipopneia e dos níveis de saturação da oxihemoglobina. Devido à complexidade do estreitamento ou colapso das vias aéreas durante o sono, um único procedimento cirúrgico pode não erradicar a apneia do sono de um doente. Uma abordagem faseada do tratamento cirúrgico seria aceitável se o doente fosse informado no início do tratamento sobre a probabilidade de sucesso de cada procedimento e sobre o facto de poderem ser necessárias várias operações. Após a cicatrização do local da cirurgia, deve ser realizada uma avaliação de acompanhamento, incluindo uma medida objetiva da respiração e da qualidade do sono, para garantir que as anomalias observadas no estudo original foram corrigidas.

9.2.1 Traqueostomia

Historicamente, a primeira modalidade cirúrgica utilizada para o tratamento da SAHOS foi a traqueostomia, que se mostrou eficaz para contornar a via aérea faríngea comprometida (Guyette RF e Waite PD, 1995).

Embora a melhoria dos sintomas manifestos associados à SAHOS seja dramática, os doentes podem descobrir todo um novo conjunto de problemas no pós-operatório. Estes problemas, que estão associados ao procedimento cirúrgico, incluem hemorragia, estoma, estreitamento e formação de tecido de granulação.

Kim et al. (1998) efectuaram um estudo retrospetivo de todos os doentes que tinham recebido uma traqueostomia e que tinham sido submetidos a polissonografia desde 1981 no Centro de Distúrbios do Sono Johns Hopkins. Concluíram que a traqueostomia tratava eficazmente os doentes com SAHOS "não complicada", mas era consideravelmente menos eficaz no tratamento de doentes com descompensação cardiopulmonar associada.

Conway et al., (1981) publicaram um artigo sobre os efeitos adversos da traqueostomia, no qual salientaram o facto de alguns doentes submetidos a traqueostomia terem sofrido malformações granulares traqueais ou estenose estomacal, necessitando de procedimentos de revisão.

Este facto, associado à considerável desvantagem social da operação, significa que a traqueostomia para a SAHOS é geralmente utilizada apenas como último recurso, nunca como tratamento de primeira escolha (Meyer JB e Knudson RC., 1990).

Os problemas associados ao procedimento foram efetivamente relegados para os livros de história, no entanto, em casos graves de SAHOS, que podem ser considerados como ameaçadores da vida, a traqueostomia pode ainda ser utilizada como último recurso de tratamento (Meyer JB e Knudson RC, 1990). Foram observados casos de infeção da ferida pós-operatória e bronquite purulenta recorrente que requerem hospitalização e/ou antibióticos, e os problemas psicológicos relatados incluem depressão, abuso de substâncias e problemas conjugais (Conway et al., 1981).

A traqueostomia só deve ser considerada quando tudo o resto falha em indivíduos cuidadosamente selecionados (SIGN, 2003).

9.2.2 Cirurgia nasal

A presença de obstrução nasal pode exacerbar os sintomas da SAHOS e inibir o uso ótimo do CPAP; as indicações comuns para a reconstrução cirúrgica nasal são

- Desvio septal.
- Hipertrofia da concha.
- Pólipos nasais ou congestão nasal crónica.

Existe uma considerável variedade de opiniões na literatura quanto à eficácia do alívio da obstrução nasal na SAHOS, com Olsen e Kern (1990) a concluírem que o alívio da obstrução nasal não resolve a SAHOS, enquanto EL-Sharif I e Hussein SN (1998) referiram que 50% dos 96 doentes do seu estudo obtiveram um alívio total, tendo outros 40% obtido alguma melhoria.

Kuna e Sant' Amrragio (1991) recomendaram que os procedimentos intranasais eram úteis para facilitar outros regimes de tratamento não cirúrgico, como a pressão positiva contínua nasal nas vias aéreas (nCPAP). Este ponto de vista é apoiado por Freidmann et al. (2000) que, num estudo de 50 pacientes consecutivos com obstrução das vias aéreas nasais e SAHOS, relataram que, embora tenha havido alguma melhoria na resistência das vias aéreas nasais, a cirurgia nasal não melhorou consistentemente a situação, mas pode ter contribuído para uma diminuição do nível de pressão nCPAP necessário e, consequentemente, uma melhoria na saturação de oxigénio.

McDonald JP, (2003) no seu artigo de revisão concluiu que a intervenção cirúrgica intranasal é imprevisível no seu efeito sobre a SAHOS.

O relatório da Scottish Intercollegiate Guidelines Network (2003) sobre a SAHOS recomendou que as abordagens cirúrgicas alternativas à SAHOS são experimentais e não devem ser utilizadas fora do contexto de um ensaio clínico aleatório (RCT).

9.2.3 Cirurgia da faringe (Uvulo-palato-faringoplastia)

O tratamento cirúrgico mais utilizado para a Síndrome de Apneia/Hipopneia

Obstrutiva do Sono (SAHOS) e, de facto, para o ressonar, é a uvulo-palato-faringoplastia (UPPP), originalmente realizada por excisão cirúrgica, sendo agora mais comum a utilização de um laser (LAUP) (Kamami et al., 1994).

O procedimento original foi proposto por Ikematsu T, (1964), que relatou 152 pacientes com 82% de alívio do ronco. A técnica foi então introduzida nos EUA por Fijita S et al. (1981) como uma alternativa à traqueostomia. O procedimento foi inicialmente concebido para excisar a úvula, as amígdalas (se presentes) e parte do palato mole, e para reorientar os pilares amigdalianos de modo a alargar o espaço orofaríngeo e, por conseguinte, diminuir a colapsibilidade da faringe (Riley et al., 1987).

O raciocínio subjacente a este procedimento é o seguinte: se o palato mole for grande e for considerado a causa da obstrução faríngea, a sua remoção virtual revelar-se-ia curativa.

Fijita S et al., (1981) sugeriram que as indicações anatómicas para UPPP eram uma úvula longa, tecido redundante da parede faríngea, e/ou excesso de tecidos tonsilares. Embora subjetivamente tenha sido considerado um procedimento curativo por muitos otorrinolaringologistas e pelos seus doentes, a taxa de sucesso real do procedimento foi sugerida em apenas 40,7% (Sher et. al., 1995).

A cirurgia bem-sucedida foi definida como uma redução do IAH para <10 ou para <20 com uma redução de 50% em relação ao IAH de base dos pacientes.

Uma distância mandibular-hioide (MP-H) >20mm pós-cirurgia foi considerada significativamente (P=0,05) preditiva de falha da UPPP (Millman RP et al., 2000). A distância entre os pontos superiores de um plano construído em linha do esfenoide (Paralelo à Horizontal de Frankfurt) e um ponto na intersecção do plano palatino perpendicular ao hioide correlacionou-se negativamente com o IAH pós-cirúrgico. Uma distância MP-H <21mm, um ângulo criado pelo ponto 'A' para Nasion até o ponto 'B' <3, e a presença de IAH basal >38 aumentaram a previsibilidade do sucesso da UPPP (Millman RP et al., 2000).

Walker-Engstrom et al., (2002) estudaram noventa e cinco pacientes com síndroma de apneia/hipopneia obstrutiva do sono ligeira a moderada (Índice de Apneia Hipopneia AHI >5). Estes doentes foram distribuídos aleatoriamente por um grupo de tratamento com aparelho dentário ou UPPP. Sete pacientes desistiram após a aleatorização mas antes do tratamento, deixando 88 pacientes elegíveis para o estudo. Os pacientes foram examinados através de sonografia e foi-lhes administrado o Minor Symptoms Evaluation-Profile (MSE-P), um questionário de qualidade de vida, antes e um ano após a intervenção. Trinta e sete pacientes no grupo do aparelho dentário e 43 no grupo da UPPP completaram o seguimento de 1 ano. Os valores médios para as três dimensões vitalidade, contentamento e sono melhoraram significativamente 1 ano após a intervenção nos grupos de aparelhos dentários e UPPP. Não se registou qualquer diferença nas pontuações de QV na linha de base entre os grupos. Um ano após a intervenção, o grupo UPPP mostrou significativamente mais contentamento do que o grupo do aparelho dentário. Em contrapartida, as dimensões vitalidade e sono não diferiram entre os dois grupos de tratamento. Não foram observadas correlações significativas entre as pontuações de QV e os valores somnográficos. Em conclusão, a qualidade de vida melhorou significativamente nos grupos do aparelho dentário e da UPPP um ano após a intervenção. No entanto, o grupo do aparelho dentário apresentou um nível de satisfação menor do que o grupo da UPPP, possivelmente devido à continuação do aparelho dentário, apesar de os valores somnográficos terem sido superiores no primeiro grupo. Uma revisão recente da meta-análise da LAUP sugeriu que o procedimento não deveria ser usado para o tratamento de pacientes com qualquer SAHOS significativa (Verse et al., 2000). Battagel et al., (1996) apoiaram a LAUP minimalista para os pacientes que roncam alto sem sintomas de SAHOS.

É importante diferenciar, ao utilizar a UPPP ou operações cirúrgicas relacionadas, entre os pacientes que são "roncadores simples" e aqueles que apresentam SAHOS clínica. A operação é amplamente utilizada no primeiro grupo e sugere-se que seja efectuada uma avaliação do estudo do sono para excluir a SAHOS, uma vez que existem provas consideráveis de que a UPPP tem um efeito adverso na capacidade subsequente dos doentes para utilizarem o nCPAP, caso venham a desenvolver SAHOS (Mortimer et al., 1996; Janson et al., 2000).

No entanto, a operação não é isenta de efeitos secundários. Para além da dor significativa, é comum a incapacidade pós-operatória imediata de selar a cavidade nasal da cavidade oral. Fístulas a longo prazo, estenose palatina e alterações na voz também foram relatadas (Riley et al., 1987 e 1990a).

Além disso, a operação nem sempre é bem sucedida (Riley et al., 1987 e 1990b), uma vez que qualquer obstrução pode estar presente em mais do que um local ou ocorrer mais abaixo na via aérea, pelo que não será afetada pela (UPPP).

No entanto, quando os indivíduos ressonam alto, este sintoma geralmente melhora. Por esta razão, a cirurgia palatina, atualmente proposta como um procedimento laser mínimo, pode ser benéfica para os indivíduos que ressonam, mas apenas após ter sido excluído o diagnóstico de SAHOS (MacDougland I, 1994; Battagel et al., 1996).

Figura 15. Uvulo-palato-faringoplastia (Laserbatten)

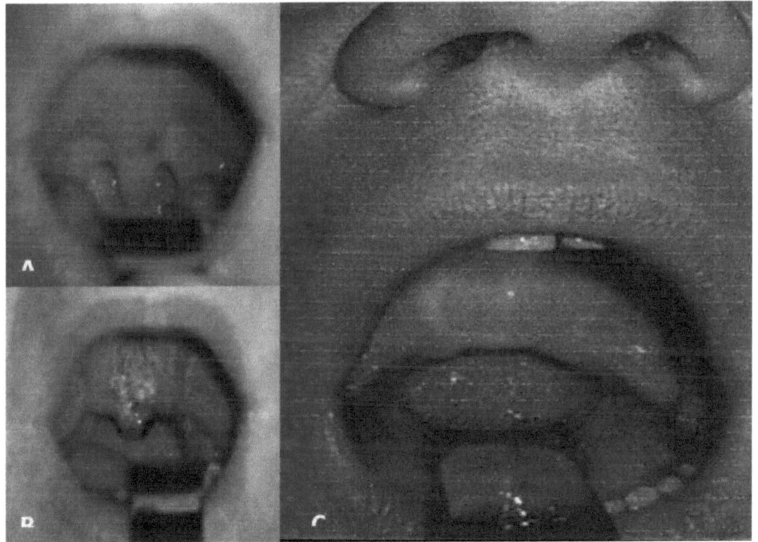

A. A fotografia pré-operatória mostra um palato mole alargado e nota-se a linha média da úvula.

B. A fotografia pós-operatória mostra **o palato mole encurtado juntamente com as "ripas" criadas a laser no palato mole.**

C. Três meses após a cirurgia mostra o palato mole cicatrizado com as três ripas visíveis como linhas brancas dentro do palato mole.

Retirado de snoring.com.au

9.2.4 Cirurgia maxilo-facial

- *Avanço do geniotubérculo*
- *Suspensão do hioide*
- *Genioplastia de avanço*
- *Avanço mandibular*
- *Avanço bimaxilar*

A retrognatismo mandibular tem sido associada à SAHOS. A relação é explicada pelo resultante retroposicionamento da língua e consequente obstrução do espaço faríngeo. Durante a década de 1980, o reconhecimento da importância da posição da língua levou à aplicação de procedimentos cirúrgicos ortognáticos para o tratamento da SAHOS. Os procedimentos envolvidos podem variar desde o simples avanço do geniotubérculo até o mais complexo avanço bimaxilar com ou sem genioplastia e a suspensão do hioide. O relatório da cirurgia maxilofacial parece ser bom, com 97% de controlo da apneia do sono apesar de alguma recidiva mandibular cirúrgica (Riley et al., 1987 e 1990a; Mageet AO, 2015).

1.1.1.1 Avanço do Geniotubercle

O avanço do geniotubérculo ou "geniotomia", como é por vezes conhecido, foi uma abordagem cirúrgica desenvolvida por Riley et al., (1987). O procedimento foi concebido para avançar a língua sem ter quaisquer efeitos significativos sobre a estética facial inferior, e é particularmente útil nos casos em que as dimensões mandibulares são "normais". A cirurgia consiste em seccionar um bloco central de osso sob os incisivos inferiores (incluindo o tubérculo geniano) e avançar o segmento anteriormente. Como consequência do avanço das fixações dos músculos genioglosso e geniohióideo, tanto a língua como o osso hioide são igualmente avançados.

1.1.1.2 Suspensão do hioide

Procedimentos adjuntos, como a suspensão do hioide usando a lata facial colhida da coxa, são por vezes utilizados para avançar o osso hioide, abrindo a região hipofaríngea através das suas ligações à epiglote, valécula e base da língua. Infelizmente, a suspensão do hioide como um procedimento isolado não demonstrou qualquer benefício real e, portanto, é frequentemente realizada apenas em conjunto com o avanço do geniotubérculo (Riley et al., 1990a).

1.1.1.3 Genioplastia de avanço

Quando o mento é deficiente, a genioplastia de avanço padrão tem se mostrado bastante útil no tratamento da SAHOS. Além das vantagens estéticas óbvias, o procedimento também traz para a frente as fixações do músculo digástrico anterior, proporcionando efetivamente uma tração para a frente do osso hioide e a consequente tendência para abrir a hipofaringe.

Figura 16. Avanço genioglossal com miotomia e suspensão do hioide

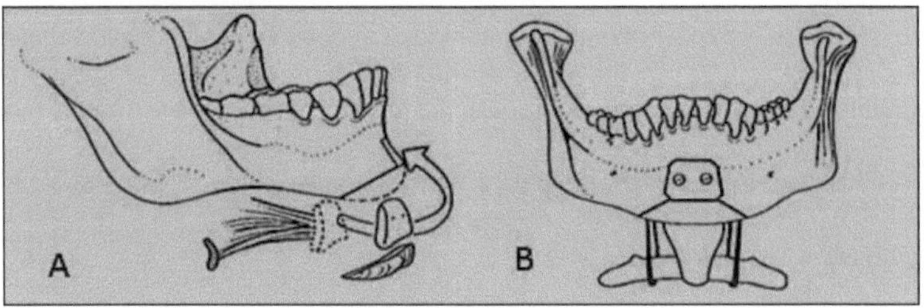

A. Representação diagramática do movimento anterior do segmento libertado da mandíbula com o genioglosso ligado à sua nova posição anterior à mandíbula.

B. O segmento libertado da mandíbula é fixado em posição anterior à mandíbula. O hioide é libertado das suas fixações inferiores no pescoço e suspenso da mandíbula anterior por tiras de fáscia lata.

(Retirado de Sher AE et al., The Efficacy of surgical modifications of the upper airway in adults with OSAHS. Sleep 1996; 19: 156-177).

1.1.1.4 Avanço mandibular

Nos casos em que a mandíbula retrognata é medida cefalometricamente, é possível utilizar um aparelho de reposicionamento mandibular como auxiliar de diagnóstico, a fim de avaliar a eficácia da deslocação da mandíbula para a frente antes de efetuar a cirurgia propriamente dita (Mcdonald JP, 2003; Mageet AO, 2015). Riley R e Powell NB (1990b) verificaram que 65% dos pacientes sob os seus cuidados melhoraram com a cirurgia de osteotomia mandibular para a frente. Lowe AA, (1993) concordou que o procedimento era benéfico, mas apenas quando a obstrução era na hipofaringe. Yu et al., (1994), no entanto, consideraram o avanço mandibular um procedimento imprevisível.

A única desvantagem desta abordagem é o período prolongado de tratamento ortodôntico pré-cirúrgico, muitas vezes necessário para descompensar as arcadas dentárias, de modo a que se possa obter uma oclusão funcional a longo prazo.

1.1.1.5 *Avanço bimaxilar*

Embora, tradicionalmente, a cirurgia de avanço bimaxilar tenha sido originalmente revertida apenas para os indivíduos com SAHOS com discrepância de base esquelética "maior", o avanço simultâneo da maxila (osteotomia de fratura descendente Le Fort I) e da mandíbula (osteotomia de divisão sagital bilateral) está a tornar-se uma abordagem mais popular para os indivíduos com SAHOS que não conseguiram adaptar-se ou responder a outras modalidades de tratamento mais conservadoras. De facto, Riley et al. (1990a) demonstraram que o procedimento de avanço bimaxilar é o procedimento cirúrgico mais bem sucedido até agora desenvolvido para o tratamento da SAHOS. Relataram uma boa taxa de sucesso, com 97% de controlo da apneia do sono, apesar de alguma recidiva mandibular pós-operatória. Para além disso, a genioplastia de avanço ou o avanço do geniotubérculo também pode aumentar ainda mais o espaço faríngeo quando realizado em conjunto com a cirurgia de avanço bimaxilar. Quando ambos os maxilares são avançados na mesma quantidade, normalmente não são efectuados procedimentos ortodônticos pré-cirúrgicos

necessário. Waite PD (1998) e Krekmanov et al., (1998) sugeriram que o avanço maxilar / mandibular usando Le Fort I e osteotomias mandibulares com tala cirúrgica, permitiu um maior movimento para a frente da mandíbula, preservando a oclusão. O sucesso pós-operatório provou ser estável durante um período de dois anos (Conradt et al., 1997).

Nos casos em que é necessário um avanço cirúrgico desigual da mandíbula, a ortodontia é essencial para preparar a oclusão antes da cirurgia, para assegurar que as alterações de perfil são minimizadas e que a oclusão pós-cirúrgica é aceitável

(Battagel et al., 1996).

Por conseguinte, com base nos dados disponíveis, o avanço maxilar/mandibular permanece em grande parte não testado (McDonald JP, 2003).

Figura 17. Avanço maxilo-mandibular

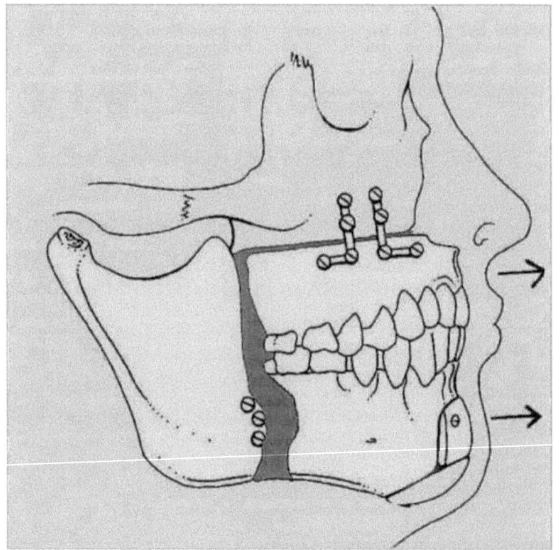

Retirado de McDonald JP (2003), The Surgeons: 5: 259-264

9.2.5 Tonsilectomia e adenoidectomia

A SAHOS pode também ser diagnosticada em crianças, estando frequentemente associada a hipertrofia das amígdalas e adenóides. Estes doentes são recomendados por Linder-Aronson (1970, 1979), para procedimentos de amigdalectomia e/ou adenoidectomia para "curar" a apneia do sono, o ressonar, a sonolência diurna, a respiração bucal e o crescimento facial anormal. As crianças afectadas tendem a ser mais baixas em estatura do que os seus pares (Battagel et al., 1996). Foi sugerido que as amígdalas hipertróficas, por si só, não dão origem à SAHOS (Battagel et al., 1996).

9.2.6 Redução da língua

Djupesland et al., (1992); Miljeteig H, Tvinnereim M., (1992) descreveram uma operação denominada uvulo-palato-faringo-glossoplastia (UPPGP) que incorporou uma UPPP modificada com ressecção limitada da base da língua. Fujita S et al. (1990, 1991) e Woodson et al. (1992) realizaram uma glossectomia na linha média e ligualplast para criar uma via aérea retrolingual alargada.

Chabolle F et al., (1999) combinaram a redução da base da língua com a hioepiglossoplastia num pequeno estudo de 10 pacientes e relataram uma melhoria considerável.

Os procedimentos de redução da língua não têm sido populares devido às suas complicações. A maioria é efectuada apenas após a realização de uma traqueostomia, devido ao edema associado. A cirurgia de redução da língua é reservada para casos invulgares de SAHOS, como a acromegalia ou a macroglossia acentuada, como nas crianças com trissomia 21.

9.2.7 Cirurgia bariátrica

A perda de peso é um tratamento eficaz para a SAHOS, pelo que a cirurgia bariátrica seria eficaz (Harman et al., 1982; Smith et al., 1985; Surat et al., 1986). Mayer P et al., (1996) observaram a relação entre o IMC, a idade e as medidas das vias aéreas superiores em roncadores e doentes com apneia do sono.

Charuzi et al., (1992) relataram uma série de casos de 47 indivíduos com obesidade mórbida, acompanhados após um ano e novamente após sete anos da cirurgia. Eles relataram uma diminuição significativa no número de episódios de apnéia por hora de sono, devido principalmente à perda de peso. Foi observado que os indivíduos que posteriormente ganharam peso começaram a aumentar a frequência dos episódios apnéicos.

Sugarman et al., (1992) relataram 126 pacientes tratados por cirurgia bariátrica durante um período de 10 anos. Dos 40 pacientes com polissonogramas de sono antes e depois da redução de peso, o índice de apneia do sono caiu de 64±39 para 26±26 (P <0,0001), e foi associado a uma melhoria significativa noutros índices de sono mensuráveis.

Dhabuwala et al., (2000) observaram uma melhoria nos factores de co-morbilidade após a perda de peso resultante da cirurgia de bypass gástrico.

No entanto, ainda não existe nenhum ensaio controlado sobre a eficácia da cirurgia bariátrica na indução da perda de peso e na melhoria dos resultados clínicos (McDonald JP, 2003).

Tabela 11. Principais caraterísticas do tratamento da SAHOS

1	All patients with suspected sleep apnoea / hypopnoea syndrome and their partners should complete an Epworth questionnaire to assess the degree of pre-treatment sleepiness (Johns et al., 1991).
2	If OSAHS is suspected, then polysomnography should be undertaken to confirm the diagnosis.
3	Weight loss without resort to bariatric surgery should be encouraged where it is contributing to OSAHS.
4	CPAP therapy is the first choice therapy for moderate to severe patients; intra-oral devices are an appropriate therapy for snorers and mild OSAHS suffers.
5	Use of UPPP or LAUP for the treatment of OSAHS, as opposed to simple snoring is not recommended.
6	Palatal surgery can compromise later CPAP use if the patient later develops OSAHS.

Retirado de McDonald JP (2003), The Surgeons: 5: 259-264

COMPLICAÇÕES CIRÚRGICAS

Apesar das aparentes taxas de sucesso de algumas técnicas cirúrgicas utilizadas no tratamento da SAHOS, existem também inconvenientes significativos. Estas incluem complicações intra-operatórias e pós-operatórias imediatas, tais como hemorragia, infeção, obstrução das vias aéreas e complicações anestésicas. Outros problemas sugeridos incluem a distorção da carga anormal das articulações temporomandibulares, a fixação intermaxilar prolongada, um impacto estético negativo, anestesia temporária ou mesmo permanente, instabilidade do avanço esquelético e, talvez o mais importante, a incapacidade de fornecer um prognóstico exato a longo prazo devido à falta de dados adequados. Deve ser sublinhado que os pacientes com SAHOS apresentam frequentemente outros problemas médicos que, ao contrário dos casos ortognáticos de rotina, podem necessitar de uma avaliação e tratamento médico pré-operatório cuidadoso e, obviamente, de cuidados anestésicos especiais.

BIBLIOGRAFIA

A

Abbey NC, Block AJ, Green D et al. Measurement of pharyngeal volume by digitized magnetic resonance imaging-effect of nasal continuous positive airway pressure. Am Rev Respir Dis 1989; 140: 717-723.

Abu-Osba YK, Mathew OP, Thach BT. Um modelo animal de privação sensorial das vias aéreas que produz apneia obstrutiva do sono com achados post-mortem de síndrome de morte súbita infantil. Paediatrics 1981; 68: 796-801.

Aelianus C. História Versus: Livro IX. 1666; Thomas Dung.

Aldrich MS. Acidentes automobilísticos em pacientes com distúrbios do sono. Sono 1989; 12: 487-494.

Alford NJ, Fletcher EC, Nickeson D. Oxigénio agudo em doentes com apneia do sono e DPOC. Chest 1986; 89: 30-38.

Ali NJ, Pitson D, Stradling JR. Distúrbios respiratórios do sono: efeitos da adenotonsilectomia no comportamento e no funcionamento psicológico. Eur J Paediatrics 1996; 155: 56-62.

Ali NJ, Piston DJ, Stradling JR. Natural history of snoring and related behaviour problems between the ages of 4 and 7 years. Arch Dis Child 1994; 71:74-76.

Ali NJ, Piston DJ, Stradling JR. Snoring, sleep disturbance and behaviour in 4-5 years old. Arch Dis Child 1993; 68: 360-366.

Anch AM, Remmers JE, Bunce H. Supraglottic airway resistance in normal subjects and patients with oclusive sleep apnoea Appl Physiol: Respirat Environ Exercise Physiol 1982; 53: 1158-1163.

Ancoli-Israel S, Coy T. Are breathing disturbances in elderly equivalent to sleep apnoea syndrome? Sleep 1994; 17: 77-83.

Ancoli-Israel S , Klauber MR, Kripke DF, Parker L, Cobarrubias M. Sleep apnoea in female patients in a nursing home, Increased risk of mortality. Chest 1989; 96: 1054-1058.

Ancoli-Isreal S, Kripke DF, Mason W, Kaplan OJ. Sleep apnoea and periodic movements in an aging sample (Apneia do sono e movimentos periódicos numa amostra de idosos). J Gerontol 1985; 40: 419-425.

Apprill M, Weitzenblum E, Krieger J, Oswald M, Kurtz D. Frequência e mecanismo da hipertensão pulmonar diurna em doentes com síndrome de apneia obstrutiva do sono. Cor-Vasa 1991; 33: 42-49.

Aronson RM, Onal E, Carley DW, Lopata M. Upper airway and respiratory muscle responses to continuous positive airway pressure. J Appl Physiol 1989; 66: 1373-1382.

Athanasiou AE, Papadopoulos MA, Mazaheri M, Lagoudakis M. Avaliação cefalométrica da faringe, palato mole, tecido adenoide, língua e osso hioide após a utilização do aparelho de reposicionamento mandibular em pacientes com apneia obstrutiva do sono. Int J Adult Orthod Orthognathic Surg 1994; 9: 273-285.

B

Bacon WH, Turlot JC, Krieger J, Stierle J-L. Caraterísticas craniofaciais em pacientes com síndrome da apneia obstrutiva do sono. Cleft Palate J 1988; 5: 233-240.

Bacon WH, Turlot JC, Krieger J, Stierle J-L. Avaliação cefalométrica dos factores obstrutivos da faringe em pacientes com síndrome de apneia do sono. Angle Orthodontist 1990; 60: 115-122.

Bardwell WA, Ziegler MG, Ancoli-Israel S, Berry CC, Nelesen RA, Durning A, Dimsdale JE. Does caffeine confound relationships among adrenergic tone, blood pressure and sleep apnoea? J. Sleep Res 2000; 9: 269-272

Basner RC, Ringler J, Garpestad E, Schwartzstein RM, Sparrow D, Weinberger SE, Lilly J, Weiss JW. A anestesia das vias aéreas superiores atrasa o despertar da oclusão das vias aéreas induzida durante o sono NREM humano. J App Physiol 1992; 73: 642-648.

Battagel JM, Orton HS. Um estudo comparativo dos efeitos da terapia com máscaras faciais personalizadas ou do aparelho extrabucal para a arcada inferior na face de Classe III em desenvolvimento. Eur J Orthod 1995 Dec; 17(6): 467-82

Battagel JM. Apneia Obstrutiva do Sono: Factos e não Ficção. British Journal of Orthodontics 1996; 23: 345-324.

Battagel JM, Johal A, Kotecha B. Uma comparação cefalométrica de indivíduos com ressonar e apneia obstrutiva do sono. Eur J Orthod 2000; 22: 353-365.

Bennett LS, Davies RJ, Stradling JR. Oral appliances for the management of snoring and obstructive sleep apnoea (Aparelhos orais para o tratamento do ressonar e da apneia obstrutiva do sono). Thorax 1998; 53: supp 12: S58-64.

Bernd Schonhofer, Karl A. Franklin, Heike Brunig, MD et al. Effect of Nasal-Valve Dilation on Obstructive Sleep Apnea (Efeito da Dilatação da Válvula Nasal na Apneia Obstrutiva do Sono). *Chest.* 2000; 118(3):587-590. doi:10.1378/chest.118.3.587

Bernhold M, Bondmark L. Um aparelho magnético para o tratamento de pacientes que ressonam, com e sem apneia obstrutiva do sono. Am J of orthodontics and Dento-facial Orthopaedics 1998; 113: 144-155.

Berssenbrugge A, Dempsey J, Iber C, Skaturd J, Wilson P. Mechanisms of hypoxia - induced periodic breathing during sleep in humans. J of Physiol 1983; 343: 507-526.

Berthon-Jones M, Sullivan CE. Curso temporal da mudança na resposta ventilatória ao CO2 com terapia CPAP de longa duração para apneia obstrutiva do sono. Am Rev Respir Dis 1987; 135: 144-147.

Berthon-Jones M, Sullivan CE. Ventilation and arousal responses to hypercapnia in normal sleeping humans. J Appl Physiol 1984; 5: 59-67.

Berthon-Jones M, Sullivan CE. Ventilatory and arousal responses to hypoxia in sleeping humans. Am Rev Respir Dis 1982; 125: 632-639.

Berry RB, Prosise GL, Light RW. Effect of upper airway anesthesia on apnoea duration and arousal. Am Rev Respir Dis 1993; 147: A513.

Bixler EO, Kales A, Cadieux RJ, Vela-Bueno a Jacoby JA, Soldatos CR. Sleep apnoea activity in older healthy subjects. J Appl Physiol 1985; 58: 1597-1601.

Bliwise DL, Bliwise NG, Partinen M, Pursley AM, Dement WC. Sleep apnea and mortality in an aged cohort (Apneia do sono e mortalidade numa coorte de idosos). Am J Pub Health 1988; 78: 544-547.

Block AJ, Faulker JA, Hughes RL, Remmers JE, Thach B. Factores que influenciam o encerramento das vias aéreas superiores. Chest 1984; 86: 114-122.

Block AJ, Wynne JW, Boyson PG. Distúrbios respiratórios do sono e dessaturação nocturna de oxigénio em mulheres pós-menopáusicas. Am J Med 1980; 69: 75-79.

Bonham PE, Currier GF, Orr WC, Othman J, Nanda RS. O efeito de um aparelho funcional modificado na apneia obstrutiva do sono. Am J Orthod and Dentofacial

Orthop 1988; 94: 384-392.

Borona M, Shields GI, Knuth SL, Bartlett D Jn, St John WM. Depressão selectiva por etanol da atividade motora respiratória das vias aéreas superiores em gatos. Am Rev Respir Dis 1984; 130:156-161.

Bowes G, Townesnd ER, Bromley SM, Kozar LF, Phillipson EA. Role of carotid body and of aferent vagal stimuli in the arousal response to airway occlusion in sleeping dogs (Papel do corpo carotídeo e dos estímulos vagais aferentes na resposta de excitação à oclusão das vias aéreas em cães adormecidos). Am Rev Respir Dis 1981; 123: 644-647.

Bradley TD, McNicholas WT, Rutherford R, Popkin J, Zamel N, Phillipson EA. Hetrogenia clínica e fisiológica da síndrome da apneia central do sono. Am Rev Respir Dis 1986; 134: 217-221.

Bradley T, Rutherford R, Grossman R et al. The role of daytime hypoxaemia in the pathogenesis of right heart failure in the obstructive sleep apnoea syndromes. Am Rev Respir Dis 1985; 131: 835-839.

Broca MP. Remarques sur le siege de la faculte du langage articule, suivies d'uneobservation d'aphemie (Perte de la Parole). Bull Mem Soc Anat Paris 1961; 36: 330-357.

Brouillette RT, Thach BT. A mechanism maintaining extrathoracic airway patency. J Appl Physiol: Respirat Environ Exercise Physiol 1979; 46: 772-779.

Brouillette RT, Thach BT. Controlo da atividade inspiratória do músculo genioglosso. J Appl Physiol: Respirat Environ Exercise Physiol 1980; 49: 801-808.

Brouillette R.T, Fernback S.K, Hunt C.E. Obstructive sleep apnea in infants and children (Apneia obstrutiva do sono em bebés e crianças). Journal of Pediatrics 1982; 100: pp. 31-40.

Brown IB, McClean PA, Boucher R, Amel N, Hoffstein V. Changes in pharyngeal cross-sectional area with posture and application of continuous positive airway pressure in patients with obstructive sleep apnoea. Am Rev Respir Dis 1987; 136: 628-632.

Brown G, Bradley TD, Phillipson EA, Zamel N, Hoffstein V. Complacência faríngea em indivíduos que ressonam com e sem apneia obstrutiva do sono. Am Rev Respir Dis 1985; 13: 211-215.

Buda AJ, Schroeder JS, Guilleminault C. Anomalias da pressão de cunha da artéria pulmonar na apneia induzida pelo sono. Int J Cardiol 1981; 1: 67-74.

Burwell. Uma reprodução encontrada no interior: [Síndrome de Pickwick. Das especulações literárias à investigação do sono]. Tidsskr Nor Laegeforen 1956; 115: 3768-3772.

C

Carroll JL, McColley SA, Marcus CL et al. Inabilidade da história clínica para distinguir o ressonar primário da síndrome da apneia obstrutiva do sono em crianças. Chest. 1995; 108: 610-618.

Carskadon MA, Dement WC, Milter MM, Roth T, WestbrookPR, Keenan S. Guidelines for the multiple sleep latency test (MSLT): a standard method of sleepiness. Sleep. 1986; 9: 519-524.

Carskadon MA e Dement WC. Tendência do sono: uma medida objetiva da perda de sono. Sleep Research 1977, 6: 200.

Cartwright R, Ristanovic R, Diaz F, caldareli D, Alder G. A comparative study of treatments for positional sleep apnea. Sleep 1991; 14: 546-552.

Cartwright, RD. Samelson, CF. Os efeitos de um tratamento não cirúrgico para a apneia obstrutiva do sono. Journal of the American Medical Association1982; 248: 705-709.

Chabolle F, Wagner I, Blumen M, Sequert C, Fleury BDe Dieuleveult T. Redução da base da língua com hioepiglossplastia. Um tratamento para a apneia obstrutiva do sono grave. The Laryngoscope 1999; 109: 1273-1280.

Chadwick GA, Crowley P, Fitzgerald MX, O'Regan RG, McNicholas WT. Apneia obstrutiva do sono após anestesia tópica da orofaringe em pessoas que ressonam alto. Am Rev Respir Dis 1991; 143: 810813.

Charuzi I, Lavie P, Peiser J, Peled R. Bariatric surgery in morbidly obese sleep apnoeic patients: short and long term follow-up. Am J Clin Nutr 1992; 55: 594-596.

Cherniack NS. Disritmias respiratórias durante o sono. N Eng J Med 1981; 305: 325-330.

Chiner E, Signes-Costal J, Arriero JM, Marco J, Fuentes I, Sergado A. Oximetria nocturna para o diagnóstico da síndrome de apneia e hipopneia do sono: um método para reduzir o número de polissonografias? Thorax 1999; 54: 968-971.

Cistulli PA. Anomalias craniofaciais na apneia obstrutiva do sono: implicações para o tratamento. Respirologia 1996; 1: 167-174.

Clark GT, Arand D, Chung E, Tong D. Efeito do posicionamento mandibular anterior na apneia obstrutiva do sono. Am Rev Respir Dis 1993; 147: 624-629.

Coghlan J. O aparelho jasper jumper usado no tratamento da apneia obstrutiva do sono. Dissertação de Mestrado, Universidade de Indiana, 1990.

Cole P, Haight JS. Postura e permeabilidade nasal. Am Rev Respir Dis 1984; 129: 351-354.

Colmenro C, Esteban R, Albarino A, Colmenro B. Síndrome da apneia do sono associada a anomalias maxilofaciais. J Laryngol Otol 1991; 105: 94-100.

Conradt R, Hochban W, Brandenbury U, Heitmann J, Peter JH. Acompanhamento a longo prazo após o tratamento cirúrgico da apneia obstrutiva do sono através do avanço maxilo-mandibular. Eur Respir J 1997; 10: 123-128.

Conway WA, Victor LD, Magilligan DJ, Fijita S, Zorick FJ, Doth T. Adverse effects of tracheostomy for sleep apnoea (Efeitos adversos da traqueostomia para apneia do sono). J Am Med Assoc 1981; 246: 347-350.

Conway WA, Bower GC, Barnes ME. Hipersonolência e obstrução intermitente das vias aéreas superiores: Ocorrência causada por micrognatia. J Am Med Assoc 1977; 237: 2740-2742.

Cooper BG, Veale D, Griffith CJ, Gibson GJ. Value of noturnal oxygen saturation as a screening test for sleep apnoea.Thorax 1991; 46: 586-588.

Corbo GM, Fuciarelli F, Foresi A, De-Benedetto F. Snoring in children: association with respiratory symptoms and passive smoking [publicado em BMJ 1990; 300: 226]. BMJ 1989; 299: 1491-4.

Cote EF. Apneia obstrutiva do sono - Uma preocupação ortodôntica. Angle Orthodontist 1988 58: 293307.

Coverdale SGM, Read DJC, Woolcock AJ, et al. A importância de suspeitar da apneia do sono como uma causa comum de sonolência diurna excessiva: Further experience from the diagnosis and treatment of 19 patients. Aust N Z J Med 1980; 10: 284-288.

Croft CB, Pringle M. Nasendoscopia do sono: uma técnica de avaliação do ressonar e da apneia obstrutiva do sono. Clin Otolaryngol 1991; 16: 504-509.

Croft CB, Thomson HG, Samuels MP, Southall DP. Avaliação endoscópica e tratamento da obstrução das vias aéreas superiores associada à apneia do sono em bebés e crianças pequenas. Clin Otolaryngol 1990; 15 (3); 209-216.

D

Davies RJO, Crosby J, Vardi-Visy K, et al. *Pressão arterial não invasiva batimento a batimento durante o sono não REM na apneia obstrutiva do sono e no ressonar. Thorax 1994;* ***49****: 335-339.*

Davies RJO, Nabbel JA, Stradling JR. Circunferência do pescoço e outras caraterísticas clínicas no diagnóstico da síndrome da apneia obstrutiva do sono. Thorax 1992; 47:101-105.

Davies RJO, Stradling JR. The relationship between neck circumference, radiographic pharyngeal anatomy, and the obstructive sleep apnoea syndrome. Eur Respir J 1990; 3: 509-514.

De Berry-Borowiecki B, Kukwa A, Blanks RHI, Irvine CA. Análise cefalométrica para diagnóstico e tratamento da apneia obstrutiva do sono. Laryngoscope 1988; 98: 226-234.

Deegan PC, McNicholas WT. Fisiopatologia da apneia obstrutiva do sono. Eur Respir J 1995; 8: 1161-1178.

Deegan PC, Nolan P, McNicholas WT. Effects of continuous and expiratory positive airway pressure on alae nasi and genioglossus muscle activity in sleeping normal humans. Am J Repir Crit Care Med 1994; 149: A145.

Deegan PC, Nolan P, O'Regan RG, McNicholas WT. Effects of continuous and expiratory positive airway pressure on alae nasi and genioglossus muscle activity in awake normal humans. Am Rev Respir Dis 1993; 147: A767.

De Weese EL, Sullivan TY. Effects of upper airway anesthesia on pharyngeal patency during sleep (Efeitos da anestesia das vias aéreas superiores na permeabilidade da faringe durante o sono). J App Physiol 1988; 64: 1346-1353.

Dhabuwala A, Cannon RJ, Stubbs RS. Melhoria nas co-morbidades após a perda de peso da cirurgia de bypass gástrico. Obes Surg 2000; 10: 428-835.

Djupesland G, Lyberg T, Krogstad O. Análise cefalométrica e tratamento cirúrgico de pacientes com SAOS. Ata Oto-Laryngologica 1987; 103: 551-557.

Djupesland G, Sxhrader H, Lyberg T, Refsurn H, Lileas F, Godtliksen OB.

Palatofaringoglossoplastia no tratamento de pacientes com apneia obstrutiva do sono. Ata Otolaryngol 1992; 492: 50-54.

Douglas NJ, White DP, Pickett CK, Weil JV, Zwillich CW. Respiration during sleep in normal man (Respiração durante o sono no homem normal). Thorax 1982; 37: 840-844.

Douglas NJ, White DP, Weil JV et al. Hypoxic ventilatory response decreases during sleep in normal men. Am Rev Respir Dis 1982; 125: 286-289.

Douglas NJ, White DP, Weil JV, Pickett CK, Zwillich CW. Hypercapnic ventilatory response in sleeping adults (Resposta ventilatória hipercápnica em adultos adormecidos). Am Rev Respir Dis 1982; 125: 758-762.

Douglas NJ, Thomas S, Jan MA. Clinical value of polysomnography (Valor clínico da polissonografia). Lancet 1992; 339: 347-350.

Douglas NJ, Luke M, Mather R. A síndrome da apneia hipopneia do sono é hereditária? Thorax 1993; 48: 719-721.

Dushell M, Baldock P, Antie R et al. Obligatory nasal breathing: effect on snoring. Med J Aust 1991; 155: 83-85.

E

El Bayadi S, Millman RP, Tishler PV et al. A family study of sleep apnoea: anatomic and physiologic interactions. Chest 1990; 98: 554-559.

Ellis C, Curzen N, Katifi H. Apneia obstrutiva do sono associada a siringemielia. Postgrad Med J 1993; 69: 308-311.

Ellis PDM, Williams JFF, Shneerson JM. Alívio cirúrgico do ronco devido ao flutter palatal: um relatório preliminar. Ann R Coll Surg Engl 1993; 75: 286-290.

El-Sherif I, Hussein SN. O efeito da cirurgia nasal no ronco. Am J Rhinol 1998; 12: 77-79.

Engleman HM, Martin SE, Douglas NJ. Compliance with CPAP therapy in patients with sleep apnoea/hypopnoea syndrome.Thorax 1994; 49: 263-266.

Engleman HM, Asgari-Jirhandeh N, Mcleod AL, Ramsay CF, Deary IJ, Douglas NJ. Self-reported use of CPAP and benefits of CPAP therapy: a patient survey. Chest 1996; 109: 1470-1476.

Engleman HM, McDonald JP, Graham D, Lello G, Kingshott RN, Coleman EL, et al.

Ensaio cruzado aleatório de dois tratamentos para a síndrome de apneia/hipopneia do sono: pressão positiva contínua nas vias respiratórias e tala de reposicionamento mandibular. Am J Respir Crit Care Med 2002; 166: 855-859.

F

Farsaris N, Athanasiou AE, Goumas P. Síndrome da apneia obstrutiva do sono: Conceitos contemporâneos sobre etiologia, caraterísticas clínicas, diagnóstico e gestão do tratamento. Hel Orthod Rev 2003; 6: suppl. 1.

Ferguson KA, Ono T, Lowe AA, Al-Majed S, Love LL, Fleetham JA. Um ensaio controlado a curto prazo de um aparelho oral ajustável para o tratamento da apneia obstrutiva do sono ligeira a moderada. Thorax 1997; 52: 362-368.

Fujita S, Conway W, Zorick F, Roth T. Correção cirúrgica das anomalias anatómicas na síndrome da apneia obstrutiva do sono: uvulopalatofaringoplastia. Otolaryngol Head Neck Surg 1981 Nov-Dez; 89(6): 923-934.

Findley LJ, Unverzagt ME, Suratt PM. Acidentes de automóvel envolvendo pacientes com apneia obstrutiva do sono. Am Rev Respir Dis 1988; 138: 337-340.

Findley LJ, Wilhoit SC, Suratt PM. Duração da apneia e hipoxemia durante o sono REM em doentes com apneia obstrutiva do sono. Chest 1985; 87: 432-436.

Fleetham J, West P, Mezon B, Conway W, Roth T, Kryger M. Sleep, arousals, and oxygen desaturation in chronic obstructive pulmonary disease: the effect of oxygen therapy. Am Rev Respir Dis 1982; 126: 429-433.

Flemons WW. Remmers JE, Gillis AM. Apneia do sono e arritmias cardíacas. Existe uma relação? Am Rev Respir Dis 1993a; 148: 618-621.

Fletcher EC. A relação entre a hipertensão sistémica e a apneia obstrutiva do sono: Factos e teoria. Am J Med 1995; 98: 118-128.

Freidmann M, Tanyeri H, Lim JW, Landsperg R, Vaidyanathan K, Caldarelli D. Effect of improved nasal breathing on obstructive sleep apnoea (Efeito da melhoria da respiração nasal na apneia obstrutiva do sono). Otolaryngol Head and Neck Surg 2000; 122: 71-74.

Friedlander AH, Yueh R, Littner MR. A prevalência de ateromas calcificados da artéria carótida em pacientes com síndrome da apneia obstrutiva do sono. J Maxillofac Surg 1998; 56: 950-954.

Fujita S. Tratamento cirúrgico da apneia obstrutiva do sono: UPPP e lingoplastia (glossectomia da linha média a laser). In síndrome da apneia obstrutiva do sono:

investigação clínica e tratamento (Guilleminault e Pentinez) 1990; 129-151 Paven Press, Nova Iorque.

Fujita S. Glossectomia a laser na linha média com linguoplastia: um tratamento para a síndrome da apneia do sono. Oto Laryngol 1991; 2: 127-131.

G

Garay SM, Rapoport D, Sorkin B, Epstein H, Goldring RM. Regulation of ventilation in the obstructive sleep apnoea syndrome (Regulação da ventilação na síndrome da apneia obstrutiva do sono). Am Rev Respir Dis 1981; 124: 451-457.

Gastaut H, Tassinari CA, Duron B. Estudo poligráfico das manifestações episódicas diurnas e nocturnas (hipnicas e respiratórias) da síndrome de Pickwick. Brain Research 1966; 2: 167-186.

Gaultier C. A síndrome da apneia obstrutiva do sono e a genética. Rev Neurol (Paris). 2003 Nov: 159; (11 Suppl); 6S: 98-101.

Gauthier L, Almeida F, Arcache JP, Ashton-McGregor C, Cote D, Driver HS, Ferguson KA, Lavigne GJ, Martin P, Masse JF, Morisson F, Pancer J, Samuels CH, Schachter M, Series F, Sullivan GE. Documento de posição dos profissionais canadianos de medicina dentária do sono sobre o papel dos diferentes profissionais de saúde na gestão da apneia obstrutiva do sono e do ressonar com aparelhos orais. Can Respir J 2012; 19: 307-309.

George PT. Um aparelho funcional modificado para o tratamento da AOS. J de Ortodontia Clínica 1987; 21: 171-175.

George PT. Ainda mais sobre a apneia obstrutiva do sono. Am J Orthod and Dentofacial Orthop 1989 Nov; 96(4): 29A-30A.

Gislason T, Lindholm CE, Almqvist M, Bit-ring E, Boman G, Eriksson G, Larsson SG, Lidell C, Svanholm H. Uvulopalatofaringoplastia na síndrome da apneia do sono. Preditores de resultados. Arch Otolaryngol Head Neck Surg 1988; 114: 45-51.

Gleadhill IC, Tassarini CA, Schbert N, Wise RA, Permutt S, Smith PL. Upper airway collapsibility in snorers and in patients with obstructive hypopnea and apnea. Am Rev Respir Dis 1991; 143: 1300-1303.

Gleeson K, Zwillich CW, White DP. The influence of increasing ventilatory effort on afrom sleep (A influência do aumento do esforço ventilatório no sono). Am Rev Respir Dis 1990; 142: 295-300.

Gleeson K, Zwillilch CW, Brair K, White DP. Breathing route during sleep. Am Rev Respir Dis 1986; 134: 115-120.

Glenn WW, Gee JBL, Cole DR, Farmer WC, Shaw RK, Beckman CB. Combined central alveolar hypoventilation and upper airway obstruction: treatment by tracheostomy and diaphragm pacing Am J Med 1978; 64: 50-60.

Godfrey S, Cambell EJM. The control of breath holding. Respir Physiol 1968; 5: 385-400.

Gold AR, Schwartz LF, Wise RA, Smith PL. Pulmonary function and respiratory chemosensitivity in moderately obese patients with sleep apnoea (Função pulmonar e quimiossensibilidade respiratória em pacientes moderadamente obesos com apneia do sono). Chest 1993; 103: 1325-1329.

Gold AR, Schwartz AR, Bleecker ER, Smith PL. The effect of chronic noturnal oxygen administration upon sleep apnoea (O efeito da administração nocturna crónica de oxigénio na apneia do sono). Am Rev Respir Dis 1986; 134: 925-929.

Gonzalez-Rothi RJ, Foresman GE, Block AJ. Do patients with sleep apnea die in their sleep? Chest 1988; 94: 531-538.

Greenberg HE, Scharf S. Compensação da carga ventilatória deprimida na apneia do sono: reversão com CPAP nasal. Am Rev Respir Dis 1993; 148: 1610-1615.

Grunstein RR, Kian YH, Sullivan CE. Apneia do sono na acromegalia. Ann Intern Med 1991; 115: 527532.

Grunstein RR. Distúrbios relacionados com o sono: Tratamento da apneia obstrutiva do sono com pressão positiva contínua nasal. Thorax 1995; 50: 1106-1113.

Guilleminault C, Tilkain A, Dement WC. As síndromes de apneia do sono. Annu Rev Med 1976; 27: 465-484.

Guilleminault C, Dement WC. Síndrome da apneia do sono e distúrbios relacionados. In: Williams RL, Koracan D (eds). Sleep disorders: diagnosis and treatment. Wiley, Nova Iorque 1978; pp 9-28.

Guilleminault C, Hill MW, Simmons FB, Dement WC. Apneia obstrutiva do sono: estudos electormiográficos e de fibra ótica. Exp Neurol 1978; 62: 48-67.

Guilleminault C. Síndrome da apneia do sono: impacto do sono e dos estados de sono. Sono 1980; 3: 227234.

Guilleminault C, Rosekind M. The arousal threshold: sleep deprivation, sleep fragmentation, and obstructive sleep apnoea syndrome. Bull Eur Physiopathol Respir 1981; 17: 341-349.

Guilleminault C, Cummiskey J. Melhoria progressiva do índice de apneia e da resposta ventilatória ao CO2 após traqueostomia na apneia obstrutiva do sono. Am Rev Respir Dis 1982; 126: 14-20.

Guilleminault C. A apneia obstrutiva do sono: A síndrome clínica e a perspetiva histórica. Med Clinics of North America 1985; 69: 1178-1203.

Guilleminault C. Tratamento cirúrgico da apneia obstrutiva do sono. In: Kryger MH, Roth T, Dement WC. Eds. Principles and Practice of Sleep Medicine. Philadelphia W.B.Saunders Co. 1989; pp.571583.

Guilleminault C, Stoohs R, Clerk A, Cetel M, Maistros P. A cause of excessive daytime sleepiness: the upper airway resistance syndrome. *Chest* 1993; 104: 781-787.

Guilleminault C, Pelayo R. Distúrbios respiratórios do sono em crianças. Ann Med 1998; 30: 350-6.

Guyette RF, Waite PD. Procedimentos cirúrgicos adjuvantes na apneia obstrutiva do sono. Oral and Maxillofacial Surgical Clinics of North America 1995; 7: 301-310.

H

Hairston LE, Sauerland EK. Eletromiografia do palato humano: Padrões de descarga do elevador e do tensor veli palatino. Electromyogr Clin Neurophysiol 1981; 21: 287-297.

Hajduk, I. A, Strollo, P. J, Jr, Jasani, R. R, Atwood, C. W. Jr, Houck, P. R. *and* Sanders, M. H. Prevalence and predictors of nocturia in obstructive sleep apnea-hypopnea syndrome - a retrospective study. *Sleep,* 2003*;* 26*:* 61-64.

Hanley P, Sasson Z, Zuberi N, Alderson M. Ventricular function in snorers and patients with obstructive sleep apnoea. Chest 1992; 102: 100-105.

Haponik EF, Smith PL, Bohlman ME, Allen RP, Goldman SM, Bleecker ER. Computerized tomography in obstructive sleep apnoea: correlation of airway size with physiology during sleep and wakefulness (Tomografia computorizada na apneia obstrutiva do sono: correlação do tamanho das vias aéreas com a fisiologia durante o sono e a vigília). Am Rev Respir Dis 1983; 127: 221-226.

Harman EM, Wynne JW, Block AJ. The effect of weight loss on sleep-disordered breathing and oxygen desaturation in morbidly obese men (O efeito da perda de peso nos distúrbios respiratórios do sono e na dessaturação de oxigénio em homens com obesidade mórbida). Chest 1982; 82: 291-294.

Haze JJ. Visão geral dos distúrbios do sono e as implicações na prática dentária. J Func Orthod 1987; 4: 15-17.

He J et al. Mortalidade e índice de apneia na apneia obstrutiva do sono. Chest 1988; 94: pp.9.

Hedner JS, Enjell H, Caidahl K. Hipertrofia ventricular esquerda independente da hipertensão em pacientes com AOS. J Hypertension 1990; 8: 941-946.

Hershensen M, Brouillette RT, Olsen E, Hunt CE. The effect of chloral hydrate on genioglossal and diaphragm activity (O efeito do hidrato de cloral na atividade do genioglosso e do diafragma). Pediatr Res 1984; 18: 516-519.

Hirshkowitz M, Karacan I, Guracar A, Williams RL. Hypertension, erectile dysfunction, and occult sleep apnoea (Hipertensão, disfunção erétil e apneia do sono oculta). Sleep 1989; 12: 223-232.

Hoffman EA, Gefter WB. Imagens multimodais das vias aéreas superiores: RM, espetroscopia de RM e TC de raios X ultra-rápida. Prog Clin Biol Res 1990; 345: 291-301.

Hoffrath HP, Rasche K, Marek W. Avaliação da saturação cíclica e fásica de oxigénio através da oximetria de pulso no diagnóstico de perturbações respiratórias nocturnas. Pneumologie 1991; 45: 229-232.

Hoffstein V, Zamel N, Phillipson EA. Dependência do volume pulmonar da área de secção transversal da faringe em pacientes com apneia obstrutiva do sono. Am Rev Respir Dis 1984; 130: 175-178.

Hoffstein V, Chan CK, Slutsky AS. Apneia do sono e hipertensão sistémica: A causal association review. The American Journal of Medicine 1991 (agosto); vol 91, Issue 2: 190-196

Hoffstein V, Viner S, Mateika S, Conway J. Treatment of OSA with nasal continuous positive airway pressure. Adesão do doente, perceção dos benefícios e efeitos secundários. Am Rev of Respir Dis 1992; 145: 841-845.

Hoffstein V e Szalai JP. Valor preditivo das caraterísticas clínicas no diagnóstico da apneia obstrutiva do sono. Sleep. 1993 Feb; 16(2): 118-22.

Hoffstein V, Mateika S. Arritmias cardíacas, ressonar e apneia do sono. Chest 1994; 106: 466-471.

Hoijer U, Enjell H, Hedner H, Petruson B, Eng LB. The effect of nasal dilation on snoring and obstructive sleep apnoea (O efeito da dilatação nasal no ressonar e na apneia obstrutiva do sono). Arch Otolaryngol Head neck Surg. 1992; 118: 281-284.

Horner RL, Mohiaddin RH, Lowell DG et al. Locais e tamanhos dos depósitos de gordura à volta da faringe em pacientes obesos com apneia obstrutiva do sono e em controlos com peso equivalente. Eur Respir J 1989; 2: 613-622.

Horner RL, Innes JA, Murphy K, Gutz A. Evidence for reflex upper airway dilator muscle activation by sudden negative pressure in man. J Physiol (Lond) 1991; 436: 15-29.

Horner RL, Innes JA, Holden HB, Gutz A. Afferent pathway(s) for pharyngeal dilator reflex to negative pressure in man: a study using upper airway anaesthesia. J Physiol (Lond) 1991; 436: 3144.

Hudgel DW, Martin J, Johnson B, Hill P. Mechanics of the respiratory system and breathing pattern during sleep in normal humans. J Appl Physiol: Respirat Environ Exercise Physiol 1984; 56: 133-137.

Hudgel DW. Variable site of airway narrowing among obstructive sleep apnoea patients. J Appl Physiol 1986; 61: 1403-1409.

Hudgel DW, Hendricks C, Hamiltom HB. Caraterísticas da relação pressão das vias aéreas - fluxo durante o sono. J Appl Physiol 1988; 64: 1930-1935.

Hudgel DW, Harasick T. Fluctuation in timing of upper airway and chest wall inspiratory muscle activity in obstructive sleep apnoea. J Appl Physiol 1990; 69: 443-450.

Hudgel DW, Thanakitcharu S. Pharmacologic treatment of sleep-disordered breathing. Am J Respi Crit Care Med 1998; 158: 691-699.

Hui DS, Wong TY, Ko FW, Li TS, Choy DK, Wong KK, Szeto CC, Lui SF, Li PK. Prevalência de perturbações do sono em doentes chineses com insuficiência renal terminal em diálise peritoneal ambulatória contínua. Am J Kidney Dis 2000; 36: 783-788.

Hwang JC, John WM, Bartlett D. Afferent pathways for hypoglossal and phrenic responses to changes in upper airway pressure. Respir Physiol 1983; 49: 342-355.

Hyland RH, Hucheon MA, Peri A, Bowes G, Anthonisen NR, Zamel N, Phillipson EA. Upper airway oclusion induced by diaphragm pacing for primary alveolar hypoventilation: implication for the pathogenesis of obstructive sleep apnoea. Am Rev Respir Dis 1981; 124: 180-185.

I

Iber C, Berssenbrugge A, Skaturd JB, Dempsey JA. Ventilatory adaptations to resistive loading during wakefulness and non-REM sleep. J App Physiol 1982; 52: 607-614.

Ikematsu t. Estudo do ressonar 4th report. Terapia: J Jpn Oto Rhinol Laryngol 1964; 64: 434-435.

Irvine BWH, Dayal VS, Phillipson EA. Apneia do sono devido a obstrução da válvula nasal. J Otolaryngol 1984; 13: 37-38.

Isaacson, KG, Jones, ML: Diretrizes para a utilização de radiografias em ortodontia clínica. 2ª ed. British Orthodontic Society, Londres; 2001.

Isono S, Remmers JE, Tanaka A, Sho Y, Nishinio T. Propriedades estáticas da faringe passiva na apneia do sono. Sleep 1996; 19: S175-177.

Issa FG, Sullivan CE. Alcohol, snoring, and sleep apnoea (Álcool, ressonar e apneia do sono). J Neurol Neurosurg Psychiat 1982; 5: 353-359.

Issa FG, Sullivan CE. Respostas de excitação e respiração à oclusão das vias aéreas em adultos saudáveis a dormir. J Appl Physiol: Respirat Environ Exercise Physiol 1983; 55: 1113-1119.

Issa FG, Sullivan CE. Upper airway closing pressures on obstructive sleep apnoea (pressões de fecho das vias aéreas superiores na apneia obstrutiva do sono). J Appl Physiol: Respirat Environ Exercise Physiol 1984; 57: 520-527.

Issa FG, McNamara SG, Sullivan CE. Respostas de excitação à oclusão das vias aéreas em cães adormecidos: Comparação de oclusões nasais e traqueais. J Appl Physio 1987; 62: 1832-1836.

Issa FG, Edwards P, Scezo E, Lauff D, Sullivan C. Genioglossus and breathing responses to airway oclusion: effect of sleep and route of oclusion. J Appl Physiol 1988; 64: 543-549.

J

Jamieson A, Guilleminault C, Partinen M, Quera-Salva MA. Pacientes com apneia obstrutiva do sono apresentam anormalidades crânio-mandibulares. Sleep 1986; 9: 469-477.

Janson C, Noges E, Svedberg-Randts, Lindberg E. O que caracteriza os doentes que não conseguem tolerar o tratamento com CPAP? Resp Med 2000; 94: 145-149.

Johal A. A relação entre a apneia obstrutiva do sono e a medicina dentária: etiologia e diagnóstico. Dent Update 1998 Nov; 25: 380-383. Revisão.

Johal A. A relação entre a apneia obstrutiva do sono e a medicina dentária: 2. Gestão. Dent Update. 1998 Dec; 25(10): 474-7. Revisão.

Johal A, Battagel JM. Uma investigação sobre as alterações na dimensão das vias aéreas e a eficácia dos aparelhos de avanço mandibular em indivíduos com apneia obstrutiva do sono. Br J Orthod 1999; 3: 205-210.

Johns MW. A new method for measuring daytime sleepiness: the Epworth Sleepiness Scale. Sleep 1991; 14: 540-545.

Johns MW. Polissonografia numa unidade de distúrbios do sono em Melbourne. Med J Aust 1991; 155: 303308.

Johns FR, Strollo PJ Jr, Bucley m, Constantino J. A influência da estrutura craniofacial na apneia obstrutiva do sono em adultos jovens. J O Maxillofac Surg 1998; 56: 596-602.

Johnson MW, Anch AM, Remmmmer JF. Indução da síndrome da apneia obstrutiva do sono numa mulher através da administração de androgénios exógenos. Am Rev Respir Dis 1984; 129:1023-1025.

K

Kales A, Cadieux RJ, Shaw LC et al. Sleep apnoea in hypertensive population. Lancet 1984; 2: 10051008.

Kales A, Cadieux RJ, Bixler EO et al. Apneia obstrutiva do sono grave. I: Início, evolução clínica e caraterísticas. J Chron Dis 1985; 38: 419-425.

Kamami YV. Tratamento ambulatório do ressonar com laser de CO2: UPPP assistida por laser. Otolaryngol 1994; 23: 391-394.

Kaplan R. Obstructive sleep apnoea and depression - diagnostic and treatment implications (Apneia obstrutiva do sono e depressão - implicações de diagnóstico e tratamento). Aust. N. Z. J. Psychiatry 1990; 26: 586-591.

Karacan I, Karatas K. Erectile dysfunction in sleep-apnoea and response to CPAP (Disfunção erétil na apneia do sono e resposta ao CPAP). J Sex Marital Ther 1995; 21: 239-247.

Kimoff RJ, Cheong Th, Olha AE, Charbonneau M, Levy RD, Cosio MG, Gottfried SB. Mechanism of apnoea termination in obstructive sleep apnoea. Papel dos estímulos quimiorreceptores e mecanorreceptores. Am J Respir Crit Care Med 1994; 149: 707-714.

Kim SH, Eisele D, Smith PL, Schneider H, Schwartz A. An evaluation of patients with sleep apnoea after tracheostomy. Arch Otolaryngol Head Neck Surg 1998; 124: 996-1000.

Kingshott RN, Vennelle M, Coleman EL, Engleman HM, Mackay TW, Douglas NJ. Randomized, double-blind, placebo-controlled crossover trial of modafinil in the treatment of residual excessive daytime sleepiness in the sleep apnoea/hypopnoea syndrome. Am J Respir Crit Care Med 2001; 163: 918-923.

Kleitman N. Sleep and Wakefulness (Sono e vigília). The University of Chicago Press 1963, Chicago.

Koenig JE, Thach BT. Efeitos da carga de massa nas vias aéreas superiores. J Appl Physiol 1988; 64: 22942299.

Koopman CF, Field RA, Coulthard SW. Síndrome da apneia do sono associada a uma massa cervical. Otolaryngol Head Neck Surg 1981; 89: 949-952.

Koskenvuo M, Partinen M, Sarna S et al. Snoring as a risk fator for hypertension and angina pectoris. Lancet 1985; 1: 893-895.

Kowall J, Clark G, Nino-Murcia G, Powell N. Precipitação da apneia obstrutiva do sono durante a gravidez. Obstet Gynecol 1989; 74: 453-455.

Krekmanov L, Andersson L, Ringquist et al. Osteotomia mandibular anterior-interior no tratamento da síndrome da apneia obstrutiva do sono. Int J Adult Orthod Orthognathic Surg 1998; 13: 289-298.

Krieger J, Sforza E, Apprill M, Lampert E, Ratomahero J. Pulmonary hypertension, hypoxaemia and hypercapnia in obstructive sleep apnoea. Chest 1989; 96: 729-737.

Krol RC, Knuth SL, Bartlett D. Selective reduction of genioglossal muscle activity by alcohol in normal subjects. Am Rev Respir Dis 1984; 129: 247-250.

Kryger MH, MD, Roth T, Dement, WC. Principles and Practice of Sleep Medicine, 4ª edição. Philadelphia: Elsiever / Saunders 2005; pp: 444-451.

Kryger M, Quensney LF, Holder D. Síndrome de privação de sono dos pacientes obesos: um problema de obstrução periódica nocturna das vias aéreas superiores. Am J Med 1974; 56: 531.

Kulnis, R., Nelson, S., Strohl, K., *et al.* Avaliação cefalométrica de crianças que ressonam e que não ressonam. Chest 2000, vol. 118, 3: 596-603.

Kuna ST, Sant' Ambrogio G. Pathophysiology of upper airway closure during sleep. J Am Med Assoc 1991; 266: 1384-1389.

Kuna ST, Bedi DG, Ryckman C. Effect of nasal airway positive pressure on upper airway size and configueration. Am Rev Respir Dis 1988; 138: 969-975.

L

Larsson H, Larsson L. Efeitos neurogénicos no músculo palatofaríngeo em pacientes com apneia obstrutiva do sono: um estudo de biopsia muscular. J Neurol Neurosurg Psychiatry 1992; 55: 916920.

Lauritzen C, Lilja J, Jarlstedt J. Obstrução das vias respiratórias e apneia do sono em crianças com anomalias craniofaciais. Last Reconstr Surg 1986; 77: 1-5.

Lavie P, Zomer J, Eliaschar F et al. Sonolência diurna excessiva e insónia associadas a desvio do septo nasal e perturbações respiratórias nocturnas. Arch Otolaryngol 1982; 108: 373-377.

Lavie P, Herer P, Hoffstein V. Obstructive sleep apnoea syndrome as a risk fator for hypertension: population study. BMJ 2000; 320: 479-482.

Lavie P, Silverberg D, Oksenberg A, Hoffstein V. Obstructive sleep apnoea and hypertension: from correlative to causative relationship. J Linc Hypertens 2001; 3: 296-301.

Lefcourt LA, Rodis JF. Apneia obstrutiva do sono na gravidez. Obstet Gynecol Surv 1996; 51: 503506.

L'Estrange PR, Battagel JM, Nolan PJ, Harkness B, Jorgensen GI. A importância de uma abordagem multidisciplinar para a avaliação de pacientes com apneia obstrutiva do sono. J Oral Rehabil. 1996 Jan; 23(1): 72-77.

Levinson PD, Millman RP. Causas e consequências das alterações da pressão arterial na apneia obstrutiva do sono. Arch Intern Med 1991; 151: 544-562.

Linder-Aronson S. Função respiratória em relação à morfologia facial e à dentição. Br J Orthod 1979; 6: 59-71.

Linder-Aronson S. Radiografias cefalométricas como meio de avaliar a capacidade das vias aéreas nasais e nasofaríngeas. Am J Orthod Dentofacial Orthop 1979; 76: 479-490.

Linder-Aronson S. Adenóides: o seu efeito no modo de respiração e no fluxo de ar nasal e a sua relação com as caraterísticas do esqueleto facial e da dentição. Ata Otolaryngologica 1970; S 265: 1-132.

Longobardo GS, Gothe B, Goldman MD, Cherniack NS. A apneia do sono considerada como uma instabilidade do sistema de controlo. Respir physiol 1982; 50: 311-333.

Lopata M, Ona E. Mass loading, sleep apnea and the pathogenesis of obesity hypoventilation. Am Rev Res Dis 1982; 126: 640-645.

Lopes JM, Tabachnik E, Muller NL, Levison H, Bryan AC. A resistência das vias aéreas e a atividade dos músculos respiratórios durante o sono. J Appl Physiol: Respirat Environ Exercise Physiol 1983; 54: 733-737.

Lorino Anne-Marie, Lofaso Frederic, Dahan Estelle, Coste Andre, Harf Alain, Lorino Hubert. Combined Effects of a Mechanical Nasal Dilator and a Topical Decongestant on Nasal Airflow Resistance (Efeitos Combinados de um Dilatador Nasal Mecânico e de um Descongestionante Tópico na Resistência ao Fluxo de Ar Nasal). Chest 1999; 115(6): 1514-1518.

Loth S, Petruson B. A melhoria da respiração nasal reduz o ressonar e o cansaço matinal. Um estudo de acompanhamento de 6 meses. Arch Otolaryngol Head Neck Surg 1996; 122: 1337-1340.

Loughlin GM. Apneia obstrutiva do sono em crianças. Adv Pediatr 1992; 39: 307-336.

Lowe AA, Santamaria JD, Fleetham JA, Price C. Morfologia facial e apneia obstrutiva do sono. Am J Orthod and Dentofac Orthop 1986a; 90: 484-491.

Lowe AA, Gionhaku N, Taleuchi K Fleetham JA. Reconstruções tridimensionais por TC da língua e das vias respiratórias em indivíduos adultos com apneia obstrutiva do sono. Am J Orthod Dentofac Orthop 1986b; 90: 484-491.

Lowe AA. Controlo neural da postura da língua. In: Tayler an ed. Neurophysiology of the jaws and teeth. London: McMillan Press Ltd., 1990a; 322-326.

Lowe AA. A língua e as vias respiratórias. Otolaryngologic Clinics of North America (Editado por Koupmann- C) 1990b; 23; p 677-698.

Lowe AA, Fleetham JA. Two and three dimensional analysis of tongue, airway and soft palate size (Análise bidimensional e tridimensional do tamanho da língua, das vias aéreas e do palato mole). Atlas of the Difficult Airway (Editado por Norton-M) 1991.

Lowe AA, Bookstein FL, Fleetham JA. Interação via aérea/língua na apneia obstrutiva do sono. The Biological Mechanism of Tooth and Craniofacial Adaptation (O mecanismo biológico da adaptação dentária e craniofacial). Editado por Davidovitch 1992; pp 513-522. Faculdade de Medicina Dentária da Universidade do Estado de Ohio, Columbus, Ohio.

Lowe AA. Como é que a via aérea se presta à terapia? Podemos prever o sucesso dos aparelhos dentários para o tratamento da apneia obstrutiva do sono com base em considerações anatómicas? Sleep 1993; 16: S93-95.

Lowe AA. 'Aparelhos dentários para o tratamento do ressonar e/ou apneia obstrutiva do sono'. Em Kryger MH, Roth T, Dement WC (eds). Principles and Practice of Sleep medicine. Philadelphia: Saunders. 2nd edition 1994; 722-735.

Lugaresi, E., Coccagna, G., Mantovani, M. Hipersónia e apneias periódicas. In: Advances in Sleep Research. Spectrum Publications, Jamaica, NY 1978; vol. 4: pp. 1-151.

Lugaresi E, Cirignotta F, Montagna P. Snoring: pathogenesis, clinical and therapeutic aspects. Kryger MH, Roth T, Dement WC eds. Principals and practice of sleep medicine 1989; 494-500. WB Saunders Philadelphia, PA.

Liu Y, Zeng X, Fu M, Huang X, Lowe AA. Efeitos de um reposicionador mandibular na apneia obstrutiva do sono. Am J Orthod Dentofacial Orthop. 2000 Sep; 118(3): 248-56.

Lyberg T, Krogstad O, Djupesland G. Análise cefalométrica em pacientes com síndroma de apneia obstrutiva do sono. J Laryngology and Otology. 1989; 103: 293-297.

M

Macdougland I. Apneia do sono. Terapia laser para a AOS. Nursing Times 1994; 90: 32-34.

Mahadevia AK, Onal E, Lopata M. Effects of expiratory positive airway pressure on sleep-induced respiratory abnormalities in patients with hypersomnia-sleep apnoea syndrome. Am Rev Respir Dis 1983; 1128: 708-711.

Mageet AO, Khamis AH e McDonald J.P. The Relationship between Obstructive Sleep Apnoea hypopnoea Syndrome and the Cranio-Cervical Morphology in Adults: Medidas Angulares. Revista Internacional de Investigação Científica, junho de 2015; Volume: 4, Edição: 6, pp 672-676.

Mageet AO, Khamis AH e McDonald J.P. Síndrome de Apneia Hipopneia Obstrutiva do Sono e Morfologia Cranio-facio-hioide em Adultos: Medidas lineares e angulares. Anais de Pesquisa Clínica e Laboratorial. Nov, 2015; Vol. 3 No. 4:36; pp 1-8.

Mageet AO. Tratamento Cirúrgico da Síndrome de Apneia Hipopneia Obstrutiva do Sono: Review. Indian Journal of Applied Research, dezembro de 2015; volume 5, edição: 12, pp 110-114. Jour

Maislin G, Pack AI, Krribbs NB. A survey screen of prediction of apnoea. Sleep 1995; 18: 158-166.

Maltais F, Carrier G, Cormier Y, Series F. Medidas cefalométricas em roncadores, não roncadores e pacientes com apneia do sono. Thorax 1991; 46: 419-423.

Marcus, C.L., Carroll, J.L. Síndrome da apneia obstrutiva do sono. In: Loughlin, G.M., Eigen, H. (Eds.), Respiratory Diseases in Children: Diagnosis and Management. Williams and Wilkins, Baltimore 1994; pp. 475-499.

Marcus CL, Loughlin GM. Apneia obstrutiva do sono em crianças. Semin Paediatr Neurol 1996; 21:176-183.

Marcus CL. Gestão da apneia obstrutiva do sono na infância. Curr Opin Pulm Med 1997; 3: 464-469.

Marklund M, Franklin KA. Aparelhos dentários no tratamento do ressonar: uma comparação entre um ativador. Swed Dent J 1996; 20: 183-188.

Marshal I, Rogers M, Drummond G. Acoustic reflectometry for airway measurement. Princípios, limitações e trabalhos anteriores. Clin Phys Physiol Meas 1991; 12: 131-141.

Martin RJ, Pennock BE, Orr WC, Sanders MH, Rogers RM. Respiratory mechanics and timing during sleep in occlusive sleep apnoea (Mecânica respiratória e tempo durante o sono na apneia oclusiva do sono). J Appl Physiol 1980; 48: 432-437.

Martin RJ, Sanders M, Gray BA, Pennock BE. Acute and long-term effects of hyperoxia in the adult sleep apnoea syndrome. Am Rev Respir Dis 1982; 125: 175-180.

Massie CA, Hart RW, Peralez K, Richards GN. Effects o humidification on nasal symptoms and compliancein sleep apnoea patients using continuous positive airway pressure. Chest 1999; 116: 403-408.

Mathew OP, Abu-Osba YK, Thach BT. Influence of upper airway pressure changes on genioglossus muscle respiratory activity. J App Physiol: Respirat Environ Exercise Physiol 1982; 52: 438-444.

Mathew OP. Upper airway negative-pressure effects on respiratory activity of upper airway muscles (Efeitos da pressão negativa nas vias aéreas superiores sobre a atividade respiratória dos músculos das vias aéreas superiores). Journal of Applied Physiology 1984; 56: 500-505.

Mavroudi S, Daskalopoulou-Vlachogianni E, Athanasiou AE. Comparação de caraterísticas em radiografias cefalométricas laterais do complexo dentofacial, faringe, palato mole e osso hioide de pacientes com apneia obstrutiva do sono com ou sem síndrome metabólica. Hel Orthod Rev 2012; 15: 63-80.

Mayer P, Pepin JL, Bettaga G. Relationship between BMI, Age and upper airway measurements in snorers and sleep apnoea patients. Eur Respir J 1996; 9: 180-189.

McArdle N, Devereux G, Heidarnejad H, Engleman HM, Mackay TW, Douglas NJ. Long term use of CPAP therapy for sleep apnoea hypopnoea syndrome. Am J Respir Crit Care Med 1999; 159: 1108-1114.

McDonald JP. Tese de doutoramento. Universidade de Edimburgo 1995.

McDonald JP. Uma revisão do tratamento cirúrgico da síndrome de apneia/hipopneia obstrutiva do sono. Surgeon. 2003 Oct; 1(5): 259-264.

McNamara SG, Grunstein RR, Sullivan CE. Obstructive sleep apnoea (apneia obstrutiva do sono). Thorax 1993; 48: 754-764.

McNicholas WT, Tarlo S, Cole P et al. Apneia obstrutiva durante o sono em doentes com rinite alérgica sazonal. Am Rev Respir Dis 1982; 126: 625-628.

McNicholas WT, Fitzgerald MX. Mortes nocturnas em doentes com bronquite crónica e enfisema. Br Med J (Clin Res Ed) 1984; 289: 878.

McNicholas WT, Goffey M, McDonnell T, O'Regan R, Fitzgerald MX. Obstrução das vias aéreas superiores durante o sono em indivíduos normais após anestesia tópica selectiva da orofaringe. Am Rev Respir Dis. 1987; 135: 1319-1319.

McNicholas WT, Coffey M, Boyle T. Effects of nasal airflow on breathing during sleep in normal humans. Am Rev Respir Dis. 1993; 147: 620-623.

Menn SJ, Loube DI, Morgan TD, et al. O dispositivo de reposicionamento mandibular: Role in the treatment of obstructive sleep apnea. Sleep, 19, 794-800.

Messner AH, Pelayo R. Pediatric sleep-elated breathing disorders. Am J Otolaryngol. 2000; 21: 98-107.

Metes A, Cole P, Hoffstein V, Miljeteig H. Dilatação das vias aéreas nasais e obstrução respiratória durante o sono. Laryngoscope 1992; 102: 1053-1055.

Meyer JB, Knudson RC. A síndrome da apneia do sono. Parte I: Diagnóstico 1989; 62: 675-679.

Meyer JB, Knudson RC. A síndrome da apneia do sono. Parte II: Tratamento. The Journal of Prosthetic Dentistry 1990; 63: 320-332.

Miki H, Hida W, Chonan T et al. Efeitos da estimulação eléctrica durante o sono na permeabilidade das vias aéreas superiores em doentes com apneia obstrutiva do sono. Am Rev Respir Dis 1989; 140: 1285-1289.

Miljeteig H, Tvinnereim M. Uvulopalatofaringoglossoplastia no tratamento da síndrome da apneia obstrutiva do sono. Ata Otolaryngol 1992; 492: 86-89.

Miller WP. Arritmias cardíacas e distúrbios de condução na síndrome da apneia do sono. Prevalência e significado. Am J Med 1982; 73: 317-321.

Millman RP, Carlisle CC, Rosenberg C, Kahn D, McRae R, Kramer NR. Simple predictors of uvulopalatopharyngoplasty outcome in the treatment of obstructive sleep apnea. Chest. 2000 Oct; 118(4): 1025-1030.

Millman RP. Uma abordagem dentária e médica à apneia do sono. Parte II: Opções de tratamento para a apneia obstrutiva do sono. R I Dent J 1996; 29: 7-8.

Mogayzel PJ Jr, Carroll JL. Loughlin GM, Hurko O, Francomano CA, Marcus CL. Distúrbios respiratórios do sono em crianças com acondroplasia. J Paediatr 1998; 132: 667-671.

Mohsenin V, Valor R. Sleep apnoea in patients with hemispheric stroke. Arch Phys Med Rehabil 1995; 76: 71-76.

Morikawa S, Safar P, De Carlo J. Influence of the head-jaw position upon upper airway patency. Anaesthesia 1981; 22: 265-270.

Mortimer IL, Bradley PA, Murray JA, Douglas NJ. UPPP may compromise nasal CPAP therapy in sleep apnoea syndrome. Am J Respir Care Med 1996; 154: 1759-1762.

Mulloy E, Nicholas WT. Teofilina na apneia obstrutiva do sono: Uma avaliação duplamente cega. Chest 1992; 101: 753.

N

Nelson S, Hans M. Contribuição dos factores de risco craniofaciais no aumento da atividade apneica entre roncadores habituais obesos e não obesos. Chest 1997; 111: 154-162.

Nieminen P, Tolonen U, Lopponen H, Lopponen T, Luotonen J, Jokinen K. Snoring children: factors predicting sleep apnea. Ata Otolaryngologica (Estocolmo) 1997; 529: 190 - 194

Nolan P, O'Donnell J, Deegan PC, O'Regan R, McNicholas WT. Role of cortical arousal in the ventilatory response to airway oclusion during sleep (Papel da excitação cortical na resposta ventilatória à oclusão das vias aéreas durante o sono). Am Rev Respir Dis 1993; 147: A514.

O

Ohayon MM, Roth T. What are the Contributing factors for Insomnia in the General Population? J Psychosom Res 2001; 51: 745-755.

Olsen KD, Kern EB. Nasal influence on snoring and obstructive sleep apnoea (Influência nasal no ressonar e na apneia obstrutiva do sono). Mayo Clin Proc 1990; 65: 1095-1105.

O'Sullivan RA, Hillman DR, Matelja R, Pantin C, Finucane KE. Tala de avanço mandibular: um aparelho para tratar o ressonar e a apneia obstrutiva do sono. Am J Respir Critic Care Med 1995: 151: 194-198.

Onal E, Lopata M, O'Connor TD. Diaphragmatic and genioglossal electromyogram responses to CO2 rebreathing in humans. J Appl Physiol: Respirat Environ Exercise Physiol 1981; 50: 1052-1055.

Onal E, Lopata M, O'Connor TD. Diaphragmatic and genioglossal electromyogram responses to isocapnic hypoxia in humans. Am Rev Respir Dis 1981; 124: 215-217.

Onal E, Lopata M. Periodic breathing and the pathogenesis of oclusive sleep apnoea (Respiração periódica e a patogénese da apneia oclusiva do sono). Am

Rev Respir Dis 1982; 126: 676-680.

Onal E, Leech JA, Lopata M. Dynamics of respiratory drive and pressure during NREM sleep in patients with occlusive apnoea (Dinâmica do impulso respiratório e da pressão durante o sono NREM em pacientes com apneia oclusiva). J Appl Physiol 1985; 58: 1971-1974.

Orem J, Netick A, Dement WC. Aumento da resistência das vias aéreas superiores à respiração durante o sono no gato. Electroencephalogr Clin Neurophysiol 1977; 43: 14-22.

Orr WC, Males JL, Imes NK. Mixedema e apneia obstrutiva do sono. Am J Med 1981; 70: 10611066.

Owen GO, Canter RJ, Robinson A. Ronco, apneia e sintomas otorrinolaringológicos na comunidade pediátrica. Clin Otolaryngol 1996; 21: 130-134.

Ozbek Mm, Miyamoto K, Lowe AA, Fleetham JA. Natural head posture upper airway resistance and obstructive sleep apnoea. Eur J Orthod 1998; 20: 133-143.

Pae E, Lowe AA, Sasaki K, Price C, Tsuchiya M, Fleetham JA. Um estudo cefalométrico e electormiográfico das estruturas das vias aéreas superiores na posição vertical e supina. Am J Orthod Dentofac Orthop 1994; 106: 52-59.

Paiva T, Farinha A, martins A, Guilleminault C. Cefaleias crónicas e perturbações do sono. Arch Intern Med 1997; 157: 1701-1705.

Pantin CC, Hillman DR, Tennant M. Dental side effects of an oral device to treat snoring and obstructive sleep apnoea (Efeitos secundários dentários de um dispositivo oral para tratar o ressonar e a apneia obstrutiva do sono). Sleep 1999; 22: 237-240.

Parisi PA, Neubauer JA, Frank Mm, Edelman NH, Santiago TV. Correlação entre as respostas genioglossal e diafragmática à hipercapnia durante o sono. Am Rev Respir Dis 1987; 135: 378382.

Partinen M, Guilleminault C, Quera-Salva MA et al. Obstructive sleep apnoea and cephalometric reongenograms: the role of the anatomic upper airway abnormalities in the definition of abnormal breathing during sleep. Chest 1988; 93: 1199-1205.

Paskow H, paskow S. Dentistry's role in treating sleep apnoea and snoring (O papel da medicina dentária no tratamento da apneia do sono e do ressonar).

Novo Jornal de Medicina 1991; 88: 815-817.

Patel SR. Physiology and Pathophysiology of Sleep Apnoea (Fisiologia e Fisiopatologia da Apneia do Sono). Factores de risco genéticos partilhados para a apneia obstrutiva do sono e a obesidade. J Appl Physiol 2005: 99; 1600-1606.

Patrick GB, Strohl KP, Rubin SB, Altose MD. Upper airway and diaphragm muscle responses to chemical stimulation and loading Appl Physiol: Respirat Environ Exercise Physiol 1982; 53: 11331137.

Perks F, Cooper RA, Bradbury S et al. Apneia do sono na síndrome de Scheie. Thorax 1980; 35: 85-91.

Petruson B. O ronco pode ser reduzido quando o fluxo de ar nasal é aumentado pelo dilatador Nozovent. Arch Otolaryngol Head Neck Surg 1990; 116: 462-464.

Petruson B, Theman K. Avaliação clínica do dilatador nasal Nozovent. O efeito sobre o ressonar e a secura da boca. Rhinology 1992; 30: 283-287.

Phillips EA, Schmitt FA, Berry DTR, Lamb DG, Amin M, Cook YR. Treatment of obstructive sleep apnoea (Tratamento da apneia obstrutiva do sono): A preliminary report comparing nasal CPAP to nasal oxygen in patients with mild OSA. Chest 1990; 98: 325-330.

Phillipson EA, Sullivan CE. Arousal: as respostas esquecidas aos estímulos respiratórios. Am Rev Respir Dis 1978; 118: 807-809.

Phillipson EA. Apneia do sono - um grande problema de saúde pública. New Engl J Med 1993; 328: 12711273.

Pouliot Z, Peters M, Neufeld H, Kryger MH. Using self-reported questionnaire data to prioritize OSA patients for polysomnography. Sleep. 1997; 20: 232-236.

Pracharktam N, Hans MG, Strohl KP, Redline S. Avaliação cefalométrica vertical e supina de indivíduos com síndrome de apneia obstrutiva do sono e ronco. Angle Orthodontist 1994; 64: 63-72.

Prinsell J, et al. A comparison of the tongue locking device and nCPAP for patients with obstructive sleep apnea. Sleep Res 1992; 21: 251.

Proctor DF. As vias aéreas superiores, I: Fisiologia nasal e defesa dos pulmões. Am Rev Respir Dis 1977; 115: 97-129.

R

Rajala R, Partinen M, Sane T, Pelkonen R, Huikuri K, Seppalainen AM. Síndrome da apneia obstrutiva do sono em pacientes com obesidade mórbida. J Intern Med 1991; 230: 125-129.

Randall P, La Rossa D, McWilliams BJ, Cohen M, Solot C, Jawad AF. O comprimento do palato na fenda palatina como um preditor do resultado da fala. Plast Reconstr Surg 2000; 106: 1254-1259.

Rauscher H, Popp W, Wanke T. Acceptance of CPAP therapy for sleep apnoea (Aceitação da terapia CPAP para apneia do sono). Chest 1991; 100: p.1019.

Rechtschaffen A, Kales A. A manual of standardized terminology, techniques and scoring system for sleep stages of human subjects. Departamento de Saúde, Educação e Bem-Estar dos EUA, Serviço de Saúde Pública (Eds) 1968; Publicação 204.

Rees K, Spence DPS, Calverley PMA. Respostas de excitação de eventos apnéicos durante o sono NREM. Am Rev Respir Dis 1993; 147: A513.

Remmers JE, DeGroot W, Sauerland EK, e Anch AM. Pathogenesis of upper airway oclusion during sleep (Patogénese da oclusão das vias aéreas superiores durante o sono). J Appl Physiol: Respirat Environ Exercise Physiol 1978; 44: 931-938.

Remmers JE, Anch AM, DeGroot WJ. Distúrbios respiratórios durante o sono. Clin Chest Med 1980; 1: 57-71.

Richards GN, Cistulli PA, Ungar RG, Berthon-Jones M, Sullivan CE. A fuga bucal com pressão nasal contínua nas vias aéreas aumenta a resistência das vias aéreas nasais. Am J Respir Crit Care Med 1996; 154: 182-186.

Riley RW, Powell NB, Guilleminault C. Avanço maxilar, mandibular e hioide para o tratamento da apneia obstrutiva do sono. J Oral Maxillofacial Surg 1990a; 48: 20-26.

Riley RW, Powell NB, Guilleminault C. Cirurgia maxilofacial e CPAP nasal. Uma comparação do tratamento da síndrome da apneia obstrutiva do sono. Chest 1990b; 98: 1421-1425.

Riley RW, Powell NB, Guilleminault C. Conceitos cirúrgicos actuais para o tratamento da síndrome da apneia obstrutiva do sono. J de Cirurgia Oral e Maxilofacial 1987; 45: 149-157.

Riley RW, Guilleminault C, Herran J, Powell N. Cephalometric analysis and flow volume in obstructive sleep apnoea patients (Análise cefalométrica e volume de fluxo em pacientes com apneia obstrutiva do sono). Sleep 1983; 6: 304-307.

Rivlin J, Hoffstein V, Kalbfleisch J, McNicholas W, Zamel N, Bryan C. Upper airway morphology in patients with idiopathic obstructive sleep apnoea. Am J Respir Dis 1984; 129: 355-360.

Roberts WC. O coração na obesidade maciça (mais de 300 libras ou 136 quilogramas): Análise de 12 pacientes estudados na necropsia. Am J Cardiol 1984; 54: 1087-1091.

Rolfe I, Olson I, Saunders N. Long term acceptance of continuous positive airway pressure in obstructive sleep apnoea. Am Rev Respir Dis 1991; 144: 1130-1133.

Ross SD, Allen IE, Harrison KJ, Kvasz M, Connelly J, Sheinhait IA. Systematic review of the literature regarding the diagnosis of sleep apnoea (Revisão sistemática da literatura sobre o diagnóstico da apneia do sono). Rpckville (MD): Agency for Health Care Policy and Research 1999. Publicação AHCPR n.º 99-E002. Disponível em: http://www.hstat.nlm.nih.gov/hq/Hquest/db/6/screen/ DocTitle/odas/1/s/5282.

Rossner S, Lagerstrand L, Persson HE, Sachs C. A síndrome da apneia do sono na obesidade: Risco de morte súbita. J Inter Med 1991; 230: 135-141.

Rubenstein I, Hoffstein V, Bradley TD. Alterações relacionadas com o volume pulmonar na área faríngea de mulheres obesas com e sem apneia obstrutiva do sono. Eur Respir J 1989; 2; 344-351.

Rundcrantz H. Variações posturais na resistência nasal. Ata Otolaryngol (Stockh) 1969; 68: 435443.

Ryan CF, Lowe AA, LD, Fleetham JA. Magnetic resonance imaging of the upper airway in obstructive sleep apnoea before and after chronic nasal continuous positive airway pressure therapy. Am Rev Respir Dis 1991; 144: 939-944.

S

Safar P, Escarrage LA, Chang F. Upper airway obruction in the unconscious patient (Obstrução das vias aéreas superiores no paciente inconsciente). J Appl Physiol 1959; 14: 760-764.

Salinsky M, Goin S, Sutula S, Roscoe D, Weber S. Comparação do estadiamento do sono por polígrafo e matriz espetral de densidade de cor. *Sleep* 1988; 11: 131-138.

Sanders MH, Martin RJ, Pennock BE, Rgers RM. A deteção da apneia do sono no paciente acordado: o sinal do dente de serra. J Am Med Assoc 1981; 245: 2414-2418.

Sanders MH, Moore SE. Partição inspiratória e expiratória da resistência das vias aéreas durante o sono em pacientes com apneia do sono. Am Rev Respir Dis 1983; 127: 554-558.

Sanders MH, Rogers RM, Pennock BE. Pulso expiratório prolongado na apneia do sono: uma hipótese unificadora. Am Rev Respir Dis 1985; 131: 401-408.

Santiago TV, Sinha AK, Edelman NH. Compensação da carga de resistência ao fluxo respiratório durante o sono. Am Rev Respir Dis 1981; 123: 382-387.

Sauerland EK, Harper RM. The human tongue during sleep: electromyographic activity of the genioglossus muscle. Exp Neurol 1976; 51: 160-170.

Sauerland EK, Orr WC, Hainston LE. EMG patterns of oropharyngeal muscles during respiration in wakefulness and sleep (Padrões EMG dos músculos orofaríngeos durante a respiração na vigília e no sono). Eletromiogr Clin Neurophysiol 1981; 21: 307-316.

Sauter C, Asenbaum S, Popovic R, Bauer H, Klosch G, Zeithofer J. Excessive daytime sleepiness in patients suffering from different levels of obstructive sleep apnoea syndrome. J Sleep Res 2000; 9: 293-301.

Schafer ME. Obstrução das vias aéreas superiores em crianças com anomalias craniofaciais. Clin Plast Surg 1982; 9: 555-567.

Schmidt-Nowara WW. A posição do corpo não afecta a frequência da apneia. Sleep. 1988 Aug; 11(4): 402.

Schmidht-Nowara WW, Lowe A, Wiegand L, Cartwright R, Perez-Guerra F, Menn S. Oral appliances for the treatment of snoring and obstructive sleep apnoea: a review. Sleep 1995; 18: 501-510.

Schmidht-Nowara WW, Meade TE, Hays MB. Treatment of snoring and obstructive sleep apnoea with dental orthosis. Chest 1991; 99: 1378-1385.

Schmidht-Nowara WW. Cardiovascular consequences of sleep apnoea Prog Clin Biol Res 1990; 345: 377-385.

Schroeder JS, Motta J, Guilleminault C. Estudos hemodinâmicos na apneia do sono. In: Guilleminault C, Dement WC, eds, Sleep apnoea syndromes, Nova Iorque: Alan R Liss 1978; 177-196.

Schwarting S, Huebers U, Heise M, Schlieper J, Hauschild A. Position paper on the use of mandibular advancement devices in adults with sleep-related breathing disorders. Um documento de posição da Sociedade Alemã de Medicina Dentária do Sono (Deutsche Gesellschaft Zahnaerztliche Schlafmedizin, DGZS). Sleep Breath 2007; 11: 125-126.

Schwartz AR, Smith Pl, Wise RA, Permutt S. Induction of upper airway oclusion in sleeping individuals with subatmospheric nasal pressure (Indução de oclusão das vias aéreas superiores em indivíduos adormecidos com pressão nasal subatmosférica). J Appl Physiol 1988; 64: 535-542.

Scully C, Cawson R. Oral disease: colour guide, 2ª edição. Londres; Churchill Livingstone 2000.

Series F, Cormier Y, Desmeules M, e La Forge J. Effects of respiratory drive on upper airways in sleep apnoea patients and normal subjects. J Appl Physiol 1989; 67: 973-979.

Series F, Marc I, Cormier Y, La Forge J. Utility of noturnal home oximetry for case finding in patients with suspected sleep apnoea hypopnoea syndrome. Ann Intern Med 1993; 119: 449453.

Shadaba A, Battagel J M, Owa A, Croft C B, Kotecha B T. Avaliação da tala de avanço mandibular de Herbst no tratamento de pacientes com distúrbios respiratórios relacionados com o sono. Clinical Otolaryngology and Allied Sciences 2000; 25: 404-412

Shapiro CM, Dement WC. Impacto e epidemiologia dos distúrbios do sono. Br Med J 1993; 306: 1604.

Shelton KE, Woodson H, Gay S, Suratt PM. Pharyngeal fat in obstructive sleep apnoea (Gordura faríngea na apneia obstrutiva do sono). Am Rev Respir Dis 1993; 148: 462-466.

Shepard DM. Implementing high blood pressure control activities in South Carolina. Urban Health 1985; 14: 29, 34 e 48.

Sher AE. Mecanismo de obstrução das vias aéreas na Sequência de Robin: Implicações para o tratamento. Cleft Palate Craniofac J 1992; 29: 224-231.

Sher AE. Atualização da cirurgia das vias aéreas superiores para a apneia obstrutiva do sono. Curr Opin Pulm Med 1995; 1: 504-511. Revisão.

Shintani T, Asakura K, Kataura A. Obstructive sleep apnoea in children (apneia obstrutiva do sono em crianças). Adv Otorhnolaryngol 1992; 47: 267-270.

Shneerson J, Wright J. Lifestyle modification for obstructive sleep apnoea (Cochrane Review). In. The Cochrane Library, Issue1, 2002. Oxford: Update Software.

SIGN (Scottish Intercollegiate Guidelines Network). Clinical guideline no 73. Edinburgh: A Rede; 2003. Jun, Management of obstructive sleep apnoea/hypopnoea syndrome in adults: a national clinical guideline [Internet] [citado 2009 Abr 16]. Disponível em: http://www.sign.ac.uk/pdf/sign73.pdf

Sjoeholm TT, Rauhala ER, Vuoriluoto J, Helenius HY. Avanço mandibular com aparelhos dentários na apneia obstrutiva do sono. J Oral Rehab 1994; 21: 595-603.

Skatrud JB, Dempsey JA. Airway resistance and respiratory muscle function in snorers during NREM sleep (Resistência das vias aéreas e função muscular respiratória em roncadores durante o sono NREM). J Appl Physiol 1985; 59: 328-335.

Smith PL, Gold AR, Meyers DA, Haponik EF, Bleeker ER. Perda de peso em pacientes com obesidade ligeira a moderada e apneia obstrutiva do sono. Am Intern Med 1985; 103: 850-855.

Smith PL, Wise RA, Gold AR, Schwartz AR, Permutt S. Upper airway pressure-flow relationships in obstructive sleep apnoea. J Appl Physiol 1988; 64: 789-795.

Smith TC, Proops DW, Pearman K, Hutton P. Capnografia nasal em crianças: a análise automatizada fornece uma medida da obstrução durante o sono. Clinic Otolaryngol 1993; 18: 69-71.

Smith I, Lasserson T, Wright J. Drug treatment for obstructive sleep apnoea (Cochrane Review). In: The Cochrane Library, Edição 1, 2002. Oxford. Software de atualização.

Soll BA, George PT. Tratamento da apneia obstrutiva do sono com um aparelho de patência nocturna das vias aéreas. New Engl J Med 1985; 313: 386-387.

Solow B, Tallegran A. Posição natural da cabeça em indivíduos de pé. Ata Odontol Scand 1971a; 5: 591-607.

Solow B, Ovesen J, Wurtzen Nielsen P, Wildschiodtz G, Tallgren A. Postura da cabeça na apneia obstrutiva do sono. Eur J Orthod 1993; 15: 107-114.

Spann RW, Hyatt RE. Factores que afectam a resistência das vias aéreas superiores no homem consciente. J Appl Physiol 1971; 31: 708-712.

Stradling JR, Crosby JH. Preditores e prevalência de apneia obstrutiva do sono e ronco em 1.001 homens de meia-idade. Thorax 1991; 46: 85-90.

Stauffer JL, Zwillich CW, Cadieux RJ et al. Tamanho e resistência da faringe na apneia obstrutiva do sono. Am Rev Respir Dis 1987; 136: 623-627.

Strauss Arthur M. "Oral Devices for the Management of Snoring and Obstructive Sleep Apnea" In: Snoring and Obstructive Sleep Apnea". Segunda edição. Capítulo 15: David N. F. Fairbanks e Shiro Fujita, Editores. Raven Press, Nova Iorque, 1994.

Strohl KP. Upper airway muscles of respiration (Músculos respiratórios das vias aéreas superiores). Am Rev Respir Dis 1981; 124: 221-213.

Strohl KP, Olson LG. Concerning the importance of pharyngeal muscles in the maintenance of upper airway patency during sleep (Sobre a importância dos músculos da faringe na manutenção da permeabilidade das vias aéreas superiores durante o sono). Chest 1987; 92: 918-920.

Sugarman HJ, Fairman RP, Baron PL, Kiventus JA. Long term effects of gastric surgery for treating respiratory insufficiency of obesity (Efeitos a longo prazo da cirurgia gástrica no tratamento da insuficiência respiratória da obesidade). Am J Clin Nutr 1992; 55: 597-601.

Sullivan CE, Murphy E, Kozar LF, Phillipson EA. Waking and ventilatory responses to laryngeal stimulation in sleeping dogs. J Appl Physiol: Respirat Environ Exercise Physiol 1978; 45: 681-689.

Sullivan CE, Kozar LF, Murphy E, Phillipson EA. Arousal, ventilatory, and arousal responses to bronchopulmonary stimulation in sleeping dogs (Respostas de excitação, ventilação e excitação à estimulação broncopulmonar em cães adormecidos). J Appl Physiol: Respirat Environ Exercise Physiol 1979; 47: 17-25.

Sullivan CE, Issa FG, Berthon-Jones M, Eves L. Reversal of obstructive sleep apnoea by continuous positive airway pressure applied through the nares. Lancet 1981; 1: 862-865.

Suratt PM, Dee P, Atkinson RL, Armstrong P, Wihoit SC. Fluoroscopic and computed tomographic features of the pharyngeal airway in obstructive sleep apnoea (Caraterísticas fluoroscópicas e tomográficas computorizadas da via aérea faríngea na apneia obstrutiva do sono). Am Rev Respir Dis 1983; 127: 487492.

Suratt PM, Wilhoit SC, Cooper K. Induction of airway collapse with subatmospheric pressure in awake patients with obstructive sleep apnoea (Indução de colapso das vias aéreas com pressão subatmosférica em pacientes acordados com apneia obstrutiva do sono). J Appl Physiol 1984; 57: 140-146.

Suratt PM, McTier RF, Wilhoit SC. Alae nasi electromyographic activity and timing in obstructive sleep apnoea. J Appl Physiol 1985; 58: 1252-1256.

Suratt PM, McTier RF, Wilhoit SC. Collapsibility of the nasopharyngeal airway in obstructive sleep apnoea (Colapsabilidade da via aérea nasofaríngea na apneia obstrutiva do sono). Am Rev Respir Dis 1985; 132: 967-971.

Suratt PM, Turner BL, Wilhoit SC. Effect of intranasal obruction on breathing during sleep (Efeito da obstrução intranasal na respiração durante o sono). Chest 1986; 90: 324-329.

Suratt PM, McTier RF, Findley LJ, Pohl SL, Wilhoit SC. Changes in breathing and the pharynx after weight loss in obstructive sleep apnoea (Alterações na respiração e na faringe após perda de peso na apneia obstrutiva do sono). Chest 1987; 92: 631-637.

Sussman D, Podoshin L, Alroy G. A síndrome de Pickwickian com hipertrofia das amígdalas: Uma reavaliação. Laryngoscope 1975; 85: 565-569.

T

Tabachnik E, Muller NL, Bryan AC, Levison H. Changes in ventilation and chest wall mechanics during sleep in normal adolescents. J Appl Physiol: Respir Environ Exercise Physiol 1981; 51: 557564.

Tammelin BR, Wilson AF, Borowiecki BB, Sassin JF. Flow-volume curves reflect pharyngeal airway abnormalities in sleep apnoea syndomre. Am Rev respire Dis 1983; 128: 712-715.

Tan WC, Koh TH. Evaluation of obstructive sleep apnoea in Singapore using computerized polygraphic monitoring (Avaliação da apneia obstrutiva do sono em Singapura utilizando monitorização poligráfica computorizada). Ann Acad Med Singapore 1991; 20: 196-200.

Tangel DJ, Mezzanotte WS, White DP. Influence of sleep on tensor palatine EMG and upper airway resistance in normal men (Influência do sono na EMG do tensor palatino e na resistência das vias aéreas superiores em homens normais). J Appl Physiol 1991; 70: 2574-2571.

Tangel DJ, Mezzanotte WS, Sandberg EJ, White DP. Influences of NREM sleep on the activity of tonic vs. Inspiratory phasic muscles in normal men. J Appl Physiol 1992; 73: 1058-1066.

Tangugsorn V, Skatvedt O, Krogstad O, Lyberg T. Apneia obstrutiva do sono: estudo cefalométrico. Parte I. Morfologia do esqueleto cérvico-craniofacial. Eur J Orthod 1995; 17: 54-56.

Tangugsorn V, Skatvedt O, Krogstad O, Lyberg T. Apneia obstrutiva do sono: estudo cefalométrico. Parte II. Morfologia do úvulo-glossofaríngeo. Eur J Orthod 1995; 17: 57-67.

Tepper H.W. O estimulador propriocetivo oral Tepper. Anúncio da Great Lakes Orthodontics, Ltd. Nova Iorque, 1990.

Tilkian AG, Guilleminault C, Schroeder Js, Lehrman KL, Simmons FB, Dement WC. Hemodinâmica nas apneias induzidas pelo sono. Estudos durante a vigília e o sono. Ann Intern Med 1976; 85: 714719.

Tsuchiya M, Lowe AA, Pae E-K, Fleetham JA. Subtipos de apneia obstrutiva do sono por análise de agrupamento. Am J Orthod Dentofac Orthop 1992; 101: 533-542.

U

Ulfberg J, Carter N, Talback M et al. Dor de cabeça, ressonar e apneia do sono. J Neurol 1996; 243: 621-625.

V

Van de Graff WB, Gottfried SB, Mitra J, Van Luntern E, Cherniak NS, Strohl KP. Função respiratória do músculo hioide e do arco hioide. J Appl Physiol 1984; 57: 197-204.

Van Lunteren E, Haxhiu MA, Cherniack NS. Mechanical function of the hyoid muscles during spontaneous breathing in cats (Função mecânica dos músculos hioide durante a respiração espontânea em gatos). J Appl Physiol. 1987; 62: 582-590.

Vasquez JC, Tsai WH, Flemons WW, Masuda A Brant R, Hajduk E et al. Análise automatizada da oximetria digital no diagnóstico da apneia obstrutiva do sono. Thorax 2000; 55: 302-307.

Verse T, Pirsig W. Meta-análise da uvulopalatofaringoplastia assistida por laser.

O que é clinicamente relevante até à data? Laryngorhinootologie 2000; 79: 273-284.

Vig PS, Cohen AM. O tamanho da língua e o espaço intermaxilar. Angle Orthodontist 1974; 44: 25-28.

Vinken W, Guilleminault C, Silvestri L, Cosio M, Geassio A. A atividade dos músculos inspiratórios como gatilho que provoca a abertura das vias respiratórias na apneia obstrutiva do sono. Am Rev Respir Dis 1987; 135: 372-377.

Viscomi VA, Walker JM, Farney RJ, Toone K. Eficácia de um aparelho dentário em pacientes com ronco e apneia do sono. Sleep Res 1988; 17: 266.

W

Waite PD. Apneia obstrutiva do sono: uma revisão da fisiopatologia e do tratamento cirúrgico. J Oral Surgery 1998; 85: 352-261.

Waldhom RE, Herrick TW, Nguyen MC, O'Donnel AE, Sodero J, Potolicchio SJ. Long term compliance of nasal continuous positive airway therapy for obstructive sleep apnoea. Chest 1990; 97: 33-38.

Walker-Engstrom ML, Tegelberg A, Wilhelmsson B, Ringqvist I. 4-year follow-up of treatment with dental appliance or uvulo-palato-pharyngoplasty in patients with obstructive sleep apnoea: a randomized study. Chest 2002; 121: 739-746.

Walsh RE, Michaelson ED, Harkleroad LE, Zighelboim A, Sackner MA. Upper airway obruction in obese patients with sleep disturbance and somnolence (Obstrução das vias aéreas superiores em pacientes obesos com distúrbios do sono e sonolência). Ann Intarn Med 1972; 76:185-192.

Watt JG, Dumke Pr, Comroe JH Jr. Effects of inhalation of 100 percent and 14 percent oxygen upon respiration of unanaesthetized dogs before and after chemoreceptor denervation. Am J Physiol 1943; 138: 610-617.

Wiegand L, Zwillich C, White D. Sleep and the ventilatory response to resistive loading in normal man. Journal of Applied Physiology 1988; 64: 1186-1195.

Wiegand L, Zwillich CW, White DP. Collapsibility of the human upper airway during normal sleep (Colapsabilidade da via aérea superior humana durante o sono normal). J Appl Physiol 1989; 66: 1800-1808.

Weigand DA, Latz B, Zwillich CW, Weigand L. Geniohyoid muscle activity in normal men during wakefulness and sleep. J Appl physiol 1990; 69: 1262-1269.

Weiner WJ et al. Perturbação do sono no decurso da terapêutica crónica com levodopa: uma caraterística precoce da psicose da levodopa. Clin Neuropharmacol 1982; 5: 183-194.

Weiner D, Mitra J, Salamone J, Cherniack NS. Effect of chemical stimuli on nerves supplying upper airway muscles (Efeito de estímulos químicos nos nervos que irrigam os músculos das vias aéreas superiores). J Appl Physiol: Respirat Environ Exercise Physiol 1982; 52: 530-536.

Weitzenblum E, Schrijen F, Hohan-Kumar T, et al. Variabilidade da resposta vascular pulmonar à hipoxia aguda na bronquite crónica. Chest 1988; 94: 772-778

Westbrook PR. Distúrbios do sono e obstrução das vias aéreas superiores em adultos. Otolaryngologic Clinics of North America 1990; 23: 727-743.

Westbrook PR. The chronically snoring child: an acoustic annoyance or cause for concern? Mayo Clin Proc. 1983 Jun; 58 (6): 399-399.

Wetmore SJ, Scrima L, Hiller FC. Apneia do sono em pacientes com epistaxe tratados com tampões nasais. Otolaryngol Head Neck Surg 1988; 98: 596-599.

Wheatley JR, Tangel DJ, Mezzanotte WS, White DP. Influence of sleep on response to negative airway pressure of tensor palatine muscle and retropalatal airway (Influência do sono na resposta à pressão negativa das vias aéreas do músculo tensor palatino e das vias aéreas retropalatinas). J Appl Physiol 1993; 75: 21172124.

White DP, Lombard RM, Cadieux RJ, Zwillich CW. Pharyngeal resistance in normal humans: influence gender, age and obesity. Appl Physiol 1985; 58: 365-371.

White DP, Cadieux RJ, Lombard RM, Bixler EO, Kales A, Zwillich CW. The effects of nasal anaesthesia on breathing during sleep (Os efeitos da anestesia nasal na respiração durante o sono). Am Rev Respir Dis 1985; 132: 972-975.

White DP. Pressão de oclusão e ventilação durante o sono em humanos normais. J Appl Physiol 1986; 61: 1279-1287.

Whitelaw WA, Derenne J-P, Milic-Emili J. Pressão de oclusão como medida do débito do centro respiratório no homem consciente. Respir Physiol 1975; 23: 181-199.

Whitelaw WA, McBride B, Amar J, Corbet K. Respiratory neuromuscular output during breathing. J Appl Physiol: Respirat Environ Exercise Physiol 1981; 50: 435-443.

Wilson SL, Thach BT, Brouillette RT, Abu-Osba YK. Upper airway patency in the human infant: influence of airway pressure and posture. J Appl Physiol: Respirat Environ Exercise Physiol 1980; 48: 500-504.

Wilson PA, Skaturd JB, Dempsey JA. Effects of slow wave sleep on ventilatory compensation to Inspiratory elastic loading. Respir Physiol 1984; 55: 103-120.

Wisskirchen T, Tescher H. Síndrome da apneia central do sono e respiração de Cheyne-Stokes. Ther Umsch 2000; 57: 458-462.

Woodhead CJ, Davies JE, Allen MB. Apneia obstrutiva do sono em adultos que se apresentam com ressonar. Clin-Otolaryngol 1991; 16: 401-405.

Woodson BT, Fujita S. Experiência clínica com linguoplastia como parte do tratamento da apneia do sono grave. Otolaryngol Head / Neck Surgery 1992; 107: 40-48.

Wright J, Johns R, Watt I, Melville A, Sheldon T. Health effects of obstructive sleep apnoea and the effectiveness of continuous positive airways pressure: A systemic review of the research evidence. British Medical Journal 1997; 314: 851-860.

Wright J, White J, Ducharme F. Continuous positive airway pressure for obstructive sleep apnoea (Cocheane Review). In: Thr Cochrane Library, Edição 1, 2002. Oxford: Update Software.

X

Xue Mei GAO, Xiang Long ZENG, Min Kui FU, Xi Zhen HUANG. Ressonância magnética das vias aéreas superiores na apneia obstrutiva do sono antes e depois da terapia com aparelho oral. Chin J Den Research 1999; 2: 27-35.

Y

Yildirim N, Fitzpatrick MF, Whyte KF, Jalleh R, Wight-man AJA, Douglas NJ. The effect of posture on upper airway dimensions in normal subjects and in patients with the sleep apnea/hypopnoea syndrome. Am Rev Respir Dis 1991; 144: 845-847.

Young JW, McDonald JP. Uma investigação sobre a relação entre a gravidade da síndrome da apneia / hipopneia obstrutiva do sono e a posição vertical do osso hioide. Surgeon 2004; 2: 145-151.

Young T, Palta M, Dempsey J, Skaturd J, Weber S, Bard S. The occurrence of sleep-disordered breathing among middle-aged adults. The New England Journal of

Medicine 1993; 328: 12301235.

Young T, Finn L, Hla KM et al. Hypertension in sleep disordered breathing: snoring as part of a dose-response relationship between sleep-disordered breathing and blood pressure. Sleep 1996; 19: S202-S205.

Yu LF, Pogrel MA, Ajayi M. Alterações das vias aéreas faríngeas associadas ao avanço mandibular. J Oral and Maxillofac Surg 1994; 52: 40-43.

Z

Zorick F, Roth T, Kramer M, Flessa H. Exacerbação da apneia do sono das vias aéreas superiores por linfoma linfático. Chest 1980; 77: 689-690.

Zucconi M, Ferini-Strambi L, Palazzi S et al. Ressonar habitual com e sem apneia obstrutiva do sono: a importância das variáveis cefalométricas. Thorax 1992; 47: 157-161.

Zucconi M, Ferini-Strambi L, Palazzi S et al. Avaliação cefalométrica craniofacial de roncadores habituais com e sem apneia obstrutiva do sono. Otolaryngol Head Neck Surg 1993; 109: 10071013.

Zucconi M, Caprioglio A, Calori G et al. Modificações craniofaciais em crianças com ressonar habitual e apneia obstrutiva do sono: um estudo de caso-controlo. Eur Respir J 1999; 13: 411-417.

Zwillich CW, Pickett C, Hanson FN, Well JV. Distúrbios do sono e apneia prolongada durante a obstrução nasal em homens normais. Am Rev Respir Dis 1981; 124: 158-160.

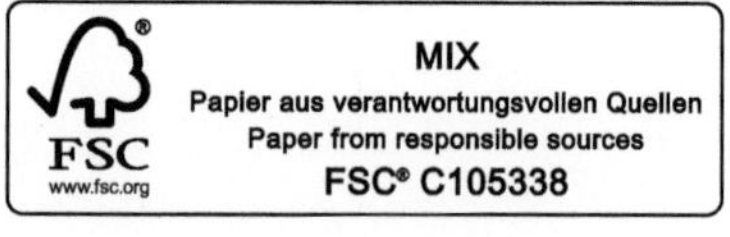

Printed by Books on Demand GmbH, Norderstedt / Germany